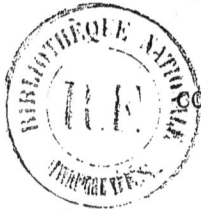

CONTRIBUTION A L'ÉTUDE

DES

OSTÉITES TUBERCULEUSES DU BASSIN

CHEZ L'ADULTE

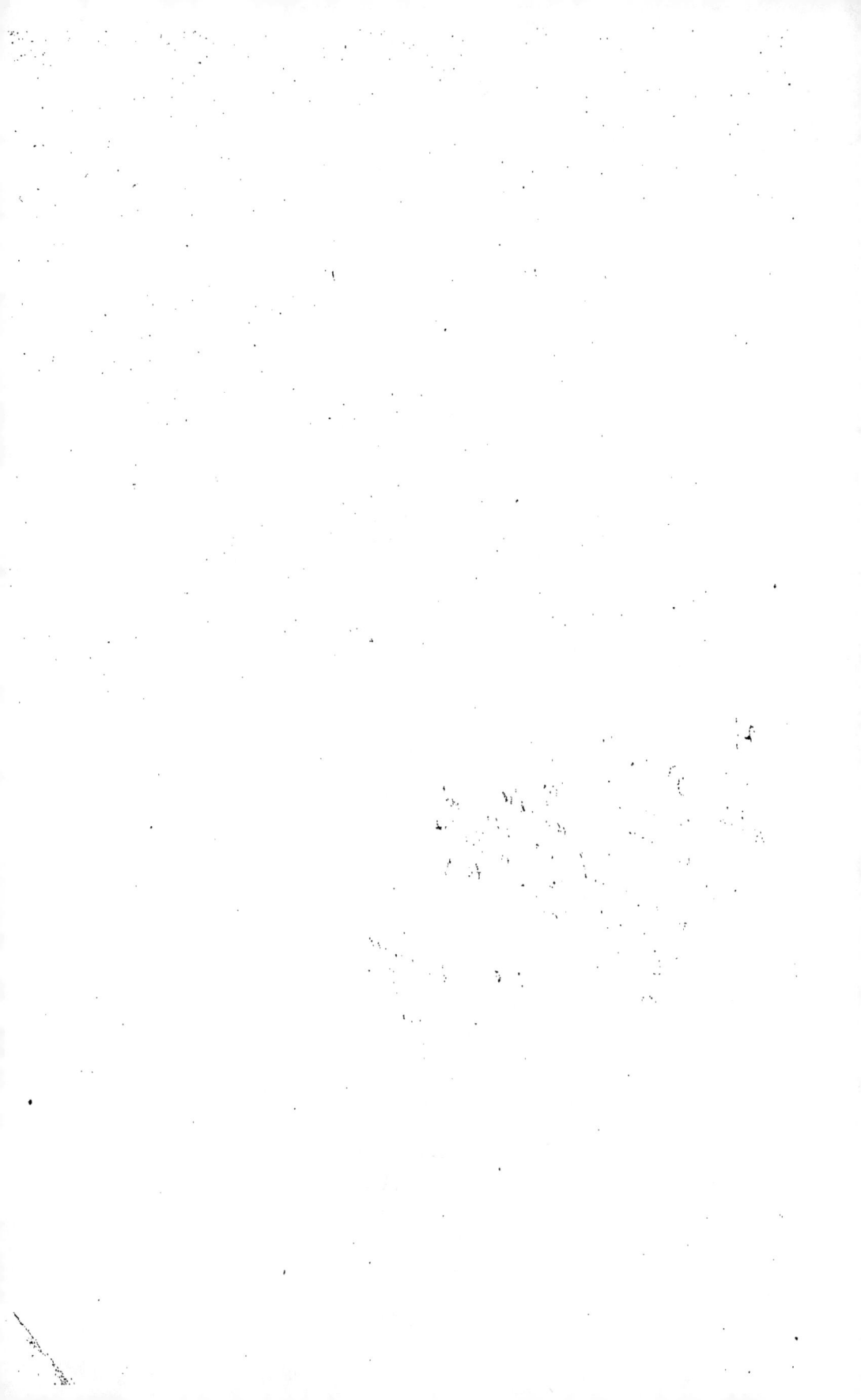

Dr M. SOPHRONIEFF

CONTRIBUTION A L'ÉTUDE

DES

OSTÉITES TUBERCULEUSES DU BASSIN
CHEZ L'ADULTE

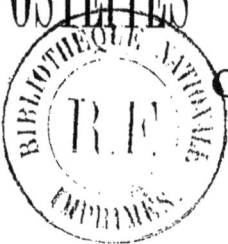

THÈSE

Présentée et publiquement soutenue à la Faculté de médecine de Montpellier

LE 5 MAI 1897

MONTPELLIER
IMPRIMERIE CENTRALE DU MIDI
(HAMELIN FRÈRES)

1897

A MON PÈRE

M. SOPHRONIEFF.

A MA SŒUR ET A MON BEAU-FRÈRE

A MON ONCLE S. SEICOFF

A TOUS MES PARENTS

M. SOPHRONIEFF.

A MON AMI S. NIAGOULOFF

Lieutenant au 9ᵉ régiment d'infanterie de S. A. R. la Princesse Clémentine.

A MES AMIS

M. SOPHRONIEFF.

AVANT-PROPOS

Le titre de notre travail pourrait laisser supposer que nous voulons envisager toutes les affections tuberculeuses du squelette pelvien de l'adulte ; mais hâtons-nous de dire que notre but sera plus modeste et que nous essaierons seulement de présenter un ensemble des localisations extra-articulaires.

Le début de cette maladie a pu être pris pour une sciatique, du rhumatisme. La possibilité de cette confusion, l'intérêt du développement, de la marche et enfin du traitement de cette affection, nous ont fait entreprendre avec plaisir ce travail dont l'idée première nous a été suggérée par l'extrême obligeance de M. le professeur Forgue.

Après un bref chapitre d'historique, nous entrerons dans l'étude de l'étiologie et de la pathogénie qui nous offre des particularités intéressantes et spécialement les rapports du développement des os du bassin avec les ostéites de cette partie du squelette.

Les considérations anatomiques et les complications font l'objet de notre troisième chapitre.

Successivement nous envisageons ensuite les symptômes, le diagnostic, la marche, la terminaison et le pronostic.

Enfin un dernier chapitre sur lequel, nous l'avouons, nous

nous sommes étendu avec complaisance est l'étude du traitement que nous avons vu mettre en œuvre dans les salles de nos hôpitaux.

Avant d'aborder notre sujet, qu'il nous soit permis de remercier publiquement notre éminent maître, M. le professeur Forgue, pour l'honneur qu'il nous fait en acceptant la présidence de notre thèse, après n'avoir cessé de nous prodiguer ses excellents conseils dans le cours de nos études.

Nous prions aussi M. le professeur Tédenat, dont nous avons goûté avec respect le haut enseignement, d'agréer l'hommage de notre profonde gratitude.

Qu'il nous soit permis en terminant d'exprimer tous nos sentiments de reconnaissance envers les Maîtres de cette École pour l'intérêt et le dévouement qu'ils nous ont témoignés.

CONTRIBUTION A L'ÉTUDE

DES

OSTÉITES TUBERCULEUSES DU BASSIN

CHEZ L'ADULTE

I

HISTORIQUE

Ignorée des anciens, ou tout au moins confondue avec d'autres lésions, la tuberculose des os ne nous apparaît claire et précise que depuis nos jours. C'est, en effet, au dix-neuvième, siècle où la bactériologie est venue apporter ses lumières pour résoudre des questions jusque-là obscures, que cette affection du squelette a vu sa pathogénie et sa nature nettement expliquées.

Déjà Bayle (1), en France, et Baillie (2), en Angleterre, au siècle dernier, avaient fixé l'attention sur ces petites nodosités qu'on distinguait au milieu des lésions scrofuleuses.

Plus tard quelques chirurgiens attribuent la carie au tubercule. Jusque-là tout produit caséeux relevait de la scrofule. Le mot tubercule avait pour eux une signification très vague. De

(1) Bayle (Pierre), *Œuvres*, 1697-1734.
(2) Baillie, *The morbid anatomy*, London, 1793.

plus, toutes les maladies des os étaient alors à peu près confondues, et Louis, en séparant la carie de la nécrose, avait déjà fait un premier pas.

Au commencement de notre siècle, apparaissent les travaux de Delpech (1816), Lobstin (1829), Nichet (1835), mais c'est surtout la thèse de Nélaton, publiée en 1837, que l'on peut envisager comme point de départ des recherches modernes sur cette affection.

A une seconde période appartiennent les travaux de Virchow et Ranvier, qui, pendant vingt-cinq ans, ont fait dévier la poursuite de la vérité du vrai chemin. On sépare la carie de la tuberculose osseuse et on nie la nature tuberculeuse de l'inflammation caséeuse. On cherchait en vain la granulation grise, qui était pour eux le signe pathognomonique des affections tuberculeuses, celles-ci ne se rencontrant presque jamais en effet dans les lésions osseuses. Ainsi Ranvier écrit à cette époque une théorie très séduisante sur la nature de la carie: pour lui la carie consistait alors dans une nécrose partielle du réseau trabéculaire, produite par une dégénérescence graisseuse primitive du corpuscule osseux. Mais heureusement ces idées ne furent pas admises longtemps et on s'aperçut vite de l'embarras que l'on avait pour distinguer cliniquement la carie de la tuberculose des os.

Gosselin en 1878 revient aux idées de Nélaton et reconnaît l'identité des lésions tuberculeuses des os avec celles de la carie, mais il continue à considérer l'ostéite tuberculeuse comme une ostéite spontanée des scrofuleux.

Il faut arriver à une époque plus rapprochée de nous pour voir la question de la tuberculose résolue d'une façon définitive.

Avec les recherches et les expériences de Villemin (1) (1866),

_____

(1) Villemin, *Acad. méd.*, 1865-1868.

on commence à soupçonner la nature spécifique de la tuberculose. — « C'est à cette époque, dit Conheim, que fut faite une découverte d'où datera, si je ne me trompe, pour l'histoire de la tuberculose, non seulement un incomparable progrès, mais encore une transformation complète dans notre façon de concevoir cette maladie. »

La nature histologique fut plus approfondie et parurent les travaux de Volkmann (1), Kœnig (2), Feurer en Allemagne, de Lannelongue (3), Kiener (4) et Poulet en France, et ces travaux confirmèrent les idées de Nélaton, en reconnaissant comme absolument identiques la carie et la tuberculose des os.

En 1881 Toussaint (5) en France et quelques mois plus tard Sternberg (6) en Angleterre, lisaient un compte rendu sur le parasitisme de la tuberculose.

En 1882, Koch découvre le microbe qui, depuis une vingtaine d'années, était soupçonné et recherché.

Ainsi, comme nous venons de le voir, les uns reconnaissaient les affections tuberculeuses à la granulation grise, d'autres au corpuscule de Lebert, et d'autres enfin à l'inflammation caséeuse. Les connaissances actuelles ont permis de grouper sous le même chef ces lésions diverses en apparence, qui ne sont qu'une même manifestation du bacille tuberculeux.

Aujourd'hui scrofule, tuberculose, carie ou ostéite tuberculeuse, sont synonymes.

(1) Volkmann, *Sammlung Klinischer Vorträge*, 1879.
(2) Kœnig, *Deutsche Zeitsch.*, 1879, et *Sammlung Klinischer Vorträge*, 1879.
(3) Lannelongue, *Abcès froids et tuberculose osseuse*, 1880.
(4) Kiener, *Soc. méd. des hôpitaux*, 1881.
(5) Toussaint, *Sur le parasit. de la tubercul.* (Compte rendu à l'Acad., 16 août 1881).
(6) Sternberg (G. M.), *Is tuberculosis a parasitis disease?* (*The Medical News*, nov. 21, 1881).

II

CONSIDÉRATIONS PATHOLOGIQUES
ET ÉTIOLOGIQUES

On connaît bien aujourd'hui le rôle prépondérant que jouent les zones épiphysaires et juxta-épiphysaires dans les affections inflammatoires du squelette.

Les travaux de Gosselin, Klose, Lannelongue, Ollier, etc., ont démontré que l'évolution des diverses variétés d'ostéite est intimement liée aux différentes phases par lesquelles passent les os, et particulièrement les os longs, dans leur développement. Ce qui est vrai pour les os longs s'applique aussi aux os plats, et en particulier à l'os coxal. Pour M. Ollier, cette idée dominerait même la pathogénie des affections des os du bassin, et M. Gouilloud (1), dans son excellente thèse sur les ostéites du bassin, en a fait ressortir toute l'importance.

Si nous jetons en effet un coup d'œil sur le développement des os du bassin, nous voyons d'abord, pour ce qui concerne l'os iliaque, que cet os, dans une première période, c'est-à-dire de la naissance jusque vers l'âge de dix à douze ans, est constitué par trois segments distincts : *iléon, pubis, ischion*, dont l'union converge vers le centre de la cavité cotyloïde.

Jusqu'à ce moment-là ces trois pièces sont séparées par du cartilage de conjugaison affectant la forme d'un Y dont les trois branches divergent du centre de l'acetabulum.

(1) Gouilloud, *Des ostéites du bassin*, 1883.

Sans vouloir entrer dans tout le détail de l'ossification de cette région, nous retenons seulement que, vers l'âge de douze ans, le cartilage qui réunit ces trois pièces fondamentales disparaît totalement et l'ossification de la cavité cotyloïde se trouve définitivement achevée.

Jusqu'ici nous voyons que tous les efforts de l'ostéogenèse ont été portés vers la cavité articulaire, et, une fois la soudure terminée, la puissance de développement change de place.

C'est dès lors en faveur de la périphérie que se porte toute l'activité de croissance. Vers l'âge de quinze ans environ apparaissent dans le cartilage resté en bordure des points d'ossification complémentaires ou épiphysaires ; ce sont successivement des points iliaques, ischiaux et pubiens : crête iliaque, épine iliaque antéro-supérieure, épine iliaque antéro-inférieure, tubérosité de l'ischion, un peu plus tard (dix-huit ans) épine et angle du pubis, épine sciatique.

Quant au sacrum et au coccyx, leur développement est analogue à celui des autres vertèbres ; les points d'ossification sont nombreux, Sappey en compte 41 pour le sacrum et 16 pour le coccyx.

Nous voyons que les épiphyses marginales des cartilages latéraux du sacrum se soudent de dix-neuf à vingt ans d'après Sappey, de vingt-cinq à trente ans d'après Rambaud et Renault.

L'ossification des vertèbres coccygiennes est également tardive ; leur soudure ne commence qu'à treize ans, et se fait de bas en haut ; la première pièce reste souvent indépendante du reste de l'os, et elle le serait souvent encore à vingt-cinq ou trente ans (Sappey).

D'une façon générale, l'ossification complète des divers points épiphysaires des os du bassin est tardive ; leur soudure n'est terminée qu'à vingt-cinq ans pour la femme et à trente ans pour l'homme, c'est-à-dire au moment où le squelette a fini sa croissance (Gouilloud).

En somme, ce qu'il y a de remarquable dans le développement des os du bassin, ce sont les deux périodes de poussée ostéogénique de l'os iliaque.

Les zones de croissance qui sont le siège le plus actif de l'ostéogenèse sont le lieu de prédilection des ostéites du bassin. Pendant les dix ou douze premières années de la vie, les affections osseuses se passeront au centre de l'os, c'est-à-dire dans la cavité cotyloïde et autour de cette cavité. La clinique nous enseigne en effet combien sont fréquentes à cet âge les ostéites intra et péri-cotyloïdiennes ; par contre elles sont très rares passé cet âge.

Puis, avec la puberté, on voit que c'est la périphérie de l'os iliaque qui devient la localisation habituelle des ostéites et en des points assez bien limités qui ne sont que les points d'ossification épiphysaire que nous avons énumérés plus haut.

« Cette manière d'envisager les ostéites du bassin, dit Gouilloud, explique pourtant des points bien obscurs dans leur évolution : elle permet de classer par groupes à syndromes cliniques distincts, correspondant aux diverses phases d'ossification du squelette ; elle donne d'utiles indications à l'intervention chirurgicale, elle atténue la gravité du pronostic en montrant la lésion, limitée au début, souvent accessible. »

Des deux groupes d'ostéites auxquels nous venons de faire allusion, le premier ne rentre pas dans notre cadre ; aussi nous ne nous occuperons que du second, c'est-à-dire des ostéites qui se développent après la puberté.

Nous avons vu qu'à partir de cet âge les ostéites se localisent à peu près toujours à la périphérie où sont les points d'ossification complémentaires. Aussi y aura-t-il des ostéites de la crête iliaque, des épines iliaques, de la tubérosité de l'ischion, de l'angle du pubis et de l'épine sciatique.

Mais la statistique nous apprend que ces divers points ne

sont pas atteints avec la même fréquence ; la crête et les épines iliaques sont les endroits ordinairement frappés et la différence est elle que les ostéites de la crête et de l'épine iliaques seules dépassent en nombre celle du pubis et de l'ischion réunies.

Nous empruntons à la thèse de Wisard (1) le tableau suivant :

SUR 86 OBSERVATIONS DE CARIE OSSEUSE

L'iléon	30 fois malade.
Le sacrum.	28 —
Le coccyx	9 —
L'ischion.	9 —
Le pubis.	5 —
Le pubis et l'ischion.	1 —
L'épine sciatique.	2 —
Le coccyx et le sacrum	2 —
L'articulation sacro-iliaque et l'iléon .	3 —
Le bassin en général	5 —

La prédominance de la nature spongieuse dans l'os iliaque est aussi une condition favorable au développement des ostéites chroniques dans les divers points périphériques de cet os. En effet l'abondance de ce tissu spongieux qui conserve longtemps sa jeunesse, si nous pouvons nous exprimer ainsi, c'est-à-dire ses larges mailles délicates et friables, sa riche vascularisation, fait de l'os coxal le lieu le plus propice à l'évolution des ostéites. D'autant plus qu'à cette période de la vie les os du bassin sont peut-être les seuls points du squelette où le tissu spongieux est encore susceptible d'inflammation.

(1) Wisard, *Etude sur les caries extra-articulaires des os du bassin*. Genève, 1886.

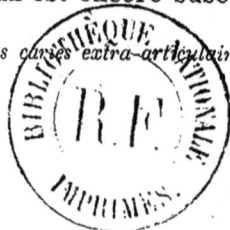

2

Les données actuelles de la science permettent d'affirmer que les ostéites chroniques (et ce ne sont guère que des ostéites chroniques qui se rencontrent chez l'adulte), reconnaissent pour cause la pénétration du germe spécifique dans l'organisme ; c'est l'agent tuberculeux, le bacille de Koch qu'il faut incriminer. Cependant on ne sait pas encore par quelle voie et par quel mécanisme le microbe pénètre dans l'économie.

Autrefois, avant que la nature des ostéites chroniques fût connue, on attribuait son étiologie à une foule de causes plus ou moins banales. Les causes déterminantes invoquées jadis par les anciens, n'ont plus, aujourd'hui, qu'un rôle secondaire. Pourtant les considérations étiologiques des anciens ont conservé leur valeur comme causes prédisposantes. Parmi ces causes, mentionnons la scrofule, synonyme aujourd'hui de diathèse tuberculeuse, l'hérédité, c'est-à-dire une transmission de faiblesse organique, exposant davantage à la réceptivité du germe infectieux, — la misère physiologique, les fatigues, l'insuffisance d'alimentation, enfin toutes causes qui débilitent l'organisme.

Mais il est un facteur, autrefois regardé comme une circonstance déterminante, nous voulons parler du traumatisme. Nous ne dirions jamais assez avec quel empressement les malades rapportent à un choc violent le début et la cause de leur mal, et nous retrouvons ce traumatisme dans la plupart de nos observations. Ceci nous explique peut-être la grande fréquence des ostéites dans le sexe masculin par rapport au sexe féminin, les hommes étant, de par leur profession ou leurs habitudes, plus exposés aux chocs. « Mais l'influence du traumatisme, qui pouvait satisfaire les esprits à une époque où la nature de la carie était encore ténébreuse, s'allie mal avec la théorie microbienne et n'intervient probablement que comme cause adjuvante. » (Macnamara.)

III

ANATOMIE PATHOLOGIQUE

Nous ne parlerons pas des lésions anatomiques d'ostéite tuberculeuse, qui sont celles de toutes les ostéites tuberculeuses ; nous n'envisagerons que les points particuliers aux ostéites du bassin.

Tous les auteurs font remarquer d'abord que les lésions restent limitées et qu'il est exceptionnel de voir la totalité de l'os intéressé. Ces lésions comprennent des abcès, des fistules et des séquestres que nous allons examiner successivement.

Les abcès, pour se vider à l'extérieur, évoluent d'une façon différente, suivant leur siège. Le pus, provenant de la lésion osseuse, s'insinue entre les os et les tissus environnants et s'échappe par les points les moins résistants, tout en obéissant aux lois de la pesanteur.

Iléon. — Les collections sont extra ou intra-pelviennes, suivant la face atteinte.

Les collections extra-pelviennes occupent la fosse iliaque externe. Le pus rencontre de tout côté des tissus résistants, muscles, fibres tendineuses, aponévroses, gagne les parties déclives en s'insinuant sous ces tissus et vient faire saillie au niveau du pli fessier. On comprend alors qu'on puisse penser à une lésion de l'articulation de la hanche. Quelquefois, au contraire, le pus remonte vers la région lombaire et peut faire croire à un mal de Pott de cette région.

Les collections intra-pelviennes peuvent suivre deux che-

mins différents : elles peuvent passer par la grande échancrure sciatique et suivre le nerf sciatique ; elles peuvent se
jeter dans la gaine du psoas, et, dans ce cas, elles passent
sous le ligament de Poupart et viennent émerger dans l'aine,
ou bien elles peuvent encore entrer dans la gaine du muscle
iliaque et l'aponévrose offrant une barrière au niveau de l'arcade de Fallope, elles restent cantonnées le plus souvent
dans la fosse iliaque interne et bombent au niveau de l'épine
iliaque antéro-supérieure.

Sur 30 cas observés par Wisard (1), les abcès se sont montrés 12 fois dans la région fessière, 5 fois dans la cavité du
bassin, 3 fois dans le pli de l'aine et 2 fois dans la partie supérieure et externe de la cuisse.

Ces collections, venant de l'iléon, ont donc pour siège de
prédilection la fesse d'abord, la fosse iliaque interne et le pli
inguinal ensuite, et en dernier lieu la partie supéro-externe
de la cuisse.

Ischion. — Les abcès provenant de l'ischion se portent aux
environs de l'anus, le tissu cellulaire du creux ischio-rectal se
laissant facilement infiltrer par le pus ; dans d'autres cas, les
abcès viennent aboutir au pli fessier et même très haut sur la
face postérieure de la cuisse, aucune aponévrose ne venant
faire obstacle à leur marche ; enfin on a vu quelquefois le pus
venir sourdre au pli génito-crural.

Les abcès rétro-acétabulaires peuvent suivre la même voie,
mais chez l'adulte on a fort rarement l'occasion de les rencontrer.

Pubis. — C'est la branche descendante du pubis qui est le
plus souvent le siège de l'ostéite, et ses abcès viennent s'ouvrir dans le pli génito-crural, quelquefois à la face antérieure
de la cuisse.

(1) Wisard, *loc. cit.*

Sacrum. — Les abcès du sacrum siègent le plus souvent à sa face pelvienne ou antérieure ; ils viennent s'ouvrir au pourtour de l'anus et au périnée ; les suppurations de la face postérieure du sacrum sont en général sessiles et s'ouvrent directement par un trajet très court.

Coccyx. — Les suppurations d'origine coccygienne viennent émerger aux environs de l'anus, surtout lorsque c'est la face antérieure de l'os qui est attaquée ; dans la région sacro-coccygienne viennent pointer les abcès de la face dorsale.

Parmi ces collections purulentes, les unes, quoique fort rarement, peuvent se résorber ; la plupart, soit que le bistouri leur ait donné accès au dehors, soit que l'ouverture ait été spontanée, laissent des fistules à trajet plus ou moins sinueux et parfois très éloignées de leur siège.

Ces fistules peuvent se fermer momentanément pour se rouvrir quelque temps après, être intermittentes, ou bien persister indéfiniment, intarissables.

Introduit dans l'intérieur de ces fistules, le stylet vient se heurter souvent à une surface osseuse, dénudée, et même nécrosée. Et il n'est pas rare, du moins au début et chez les jeunes sujets, de rencontrer un séquestre, la plupart du temps constitué dans sa totalité par l'épiphyse non encore réunie à l'os. C'est en effet au niveau des épiphyses, que nous avons énumérées plus haut à propos de l'évolution des ostéites, que se trouvent ces séquestres.

Le volume et la forme de ces séquestres est variable ; ils sont ordinairement du volume d'une noisette, quelquefois même d'une noix, arrondis et le plus souvent isolés et renfermés dans une cavité moulée exactement à leur forme ; c'est surtout le pubis qui est le siège le plus fréquent de ces séquestres arrondis et isolés.

COMPLICATIONS. — Telles sont les lésions anatomiques

dans leur marche ordinaire que l'on rencontre habituellement ; mais le mal ne connaît pas l'anatomie, comme on l'a dit souvent, et les choses ne se passent pas toujours comme nous l'avons écrit plus haut : les abcès ne restent pas toujours cantonnés ou du moins ne se contentent pas de propagations à courte distance, les fistules ne gardent pas toujours leur même allure, les séquestres ne restent pas indéfiniment dans leur cavité et la carie ne reste pas elle-même limitée.

Pour ce qui concerne les abcès, le pus, comme l'a dit très justement Tillaux, ne respecte pas toujours les barrières aponévrotiques ; les abcès de la fosse iliaque interne, produisant de larges décollements, franchissent l'arcade de Fallope pour se mettre en besace à cheval sur la crête iliaque ; les collections de la fosse iliaque externe descendent parfois jusqu'au creux poplité.

La poche s'enflamme, et l'inflammation, se propageant au tissu cellulaire environnant, arrive sur l'intestin, et, perforant celui-ci, donne lieu à une fistule stercorale, comme on peut en voir des exemples dans les observations de Weiss et de Zwicke que nous rapportons ci-dessous.

Observation I

(Thèse de WEISS, p. 34)

Cardillaguet (Adrien), âgé de vingt-trois ans, entre le 10 avril 1879 dans le service de M. le professeur Verneuil, salle St-Louis, n° 28. Ce jeune homme a fait autrefois un séjour de plusieurs mois dans le même service, pour l'affection qui l'amène de nouveau à l'hôpital.

Voici du reste la première partie de son histoire.

Vers le milieu du mois d'avril 1875, Cardillaguet entre salle St-Louis, n° 37 ; c'est un garçon assez maigre, pâle, chétif de constitution, présentant les apparences de la scrofule, bien que dans ses antécédents personnels on ne trouve aucune manifestation bien évidente de cette diathèse. Sa mère, dit-il, serait morte jeune de la poitrine.

Au moment de son entrée il accuse, dans la fosse iliaque droite, des douleurs assez vives qui s'irradient le long de la cuisse. Ces douleurs sont notamment augmentées par la marche et par les mouvements d'extension du membre. Le repos prolongé au lit en diminue au contraire l'intensité.

On constate dans la fosse iliaque droite une tumeur du volume d'une orange, de consistance cartilagineuse ; située profondément dans la région, elle est très adhérente à l'os, car on ne peut lui imprimer aucun mouvement, et, de plus, elle est peu ou pas douloureuse à la pression.

Le début de l'affection remonte à peine à quelques semaines ; il a été lent et insidieux, et aucune violence extérieure ne paraît pouvoir être mise en cause. Cependant le malade se souvient d'avoir fait une chute quelque temps auparavant, mais ce n'est que trois semaines après que sont apparus les premiers symptômes douloureux et que et que peu à peu la cuisse s'est fléchie sur le bassin. Quant à l'état général, il est assez bien conservé ; le malade a certainement maigri, mais ne présente aucune lésion viscérale appréciable.

L'âge du malade, les symptômes qu'il présente, les caractères objectifs de la tumeur, font à cette époque croire à M. Verneuil qu'il s'agit d'une ostéo-sarcome ou la fosse iliaque et que par conséquent aucune intervention active ne peut être tentée avec chances de succès.

Au bout de quelques semaines de repos au lit les douleurs cessent, bien que la tumeur persiste, et le malade demande sont exeat.

Mais bientôt il voit apparaître vers la partie moyenne de la crête iliaque, à un centimètre environ au-dessous d'elle, une tumeur dure, indolente, qui peu à peu se ramollit à son centre et donne issue à une quantité assez abondante de pus.

Il entre de nouveau dans le service de M. Verneuil le 19 octobre 1875 ; on constate dans la fosse iliaque interne droite l'existence de cette même tumeur, aussi dure, mais un peu plus volumineuse qu'auparavant ; au niveau de la partie moyenne de la crête iliaque se voit, au centre d'une petite plaque d'induration inflammatoire, un orifice fistuleux par lequel s'écoule un liquide sanieux peu abondant. La pression exercée sur la tumeur de la fosse iliaque interne ne paraît pas augmenter l'écoulement du pus par l'orifice fistuleux.

La communication avec l'intestin est soupçonnée un instant, mais cette hypothèse est bien vite rejetée. Loin d'avoir de la diarrhée, ce malade est fortement constipé, jamais on n'a pu constater chez lui de selles purulentes. Enfin, du charbon pulvérisé administré par la bouche ressort par l'anus, sans que la moindre parcelle s'échappe par la fistule.

En présence de ces nouveaux symptômes, M. Verneuil rejette l'idée première d'ostéo-sarcome et croit qu'il s'agit d'un abcès, parti d'un point de la fosse iliaque interne, et ayant contourné la crête iliaque, ou perforé la lame osseuse pour s'ouvrir à l'extérieur.

Le trajet doit évidemment être fort étroit, puisque la pression sur la tumeur iliaque ne fait pas sourdre du pus par la fistule. M. Verneuil se décide alors à intervenir et se propose d'ouvrir une large voie, qui permette l'évacuation facile de la collection purulente.

A cet effet, il agrandit le trajet fistuleux et reconnaît alors aisément que le pus vient de la fosse iliaque interne, et que, pour échapper au dehors, il contourne la crête iliaque en suivant un trajet fort étroit. Il applique alors une couronne de trépan sur l'os iliaque, un peu au-dessus de la crête ; mais, la voie n'étant pas assez large, il ne résèque un large triangle ; l'échancrure qu'il obtient ainsi permet alors d'atteindre directement le foyer de la fosse iliaque interne, duquel s'échappent, non pas du pus, mais de ces flocons molasses caractéristiques de foyers inflammatoires qui entourent un point d'ostéite.

Le périoste est, du reste, très épaissi, les fragments osseux enlevés sont injectés et friables.

Pendant les quelques jours qui suivent cette opération, le malade accuse des douleurs vives dans la région inguinale et le long de la cuisse, peut-être l'opération a-t-elle lésé quelque branche collatérale du plexus lombaire.

Néanmoins la fièvre traumatique est légère et, le 10 décembre, il n'y a plus ni fièvre, ni douleur. Le malade quitte l'hôpital le 20 janvier 1876.

La cicatrisation de la plaie est très avancée.

Pendant deux ans, la guérison fut à peu près complète. Il conserva néanmoins une fistulette qui, de temps en temps, laissait suinter un liquide séro-purulent, mais l'état général était fort bon et il reprit son travail.

Mais, vers le mois de mars 1878, apparaissent des douleurs assez vives dans l'aine, spécialement sous l'influence de la marche ou d'une fatigue. Souvent ses souffrances étaient telles qu'il ne pouvait marcher sans se pencher en avant. A partir de la même époque, se manifestent des troubles digestifs presque continuels, consistant en coliques et en diarrhée. Dès lors, il se met à maigrir et à perdre rapidement ses forces. Il y a quatre mois, après une grande fatigue, il est pris de fièvre, de violentes douleurs dans la fosse iliaque, et bientôt après il se fait par l'orifice fistuleux un écoulement de pus beaucoup plus abondant.

Ces accidents se calment néanmoins sous l'influence du repos, mais après, il remarque, pour la première fois, qu'il sort par la fistule un liquide tantôt noirâtre, tantôt vert, mais souvent très fétide. Dès lors sa santé s'altère de plus en plus, et de temps à autre il est pris d'accès fébriles et de diarrhée.

C'est dans ces conditions qu'il se présente à la Pitié le 10 avril 1879.

État actuel. — Ce jeune homme est maigre, assez cachectique, épuisé qu'il est par une diarrhée presque continuelle et des abcès fébriles très fréquents.

La fosse iliaque interne du côté droit est toujours empâtée, mais on n'y perçoit plus une tumeur dure et limitée comme autrefois. C'est une induration diffuse que l'on sent, et il semble qu'autour de l'ancien abcès les anses intestinales voisines aient contracté des adhérences et masquent l'état des parties profondes.

On ne perçoit pas à ce niveau de fluctuation, on y constate même une légère sonorité. La pression est un peu douloureuse et fait sortir par la fistule postérieure un liquide à peine fétide, mais coloré en jaune vert, par la bile. Cet écoulement, qui se fait spontanément, présente, lorsqu'il n'est pas bilieux, la coloration de matières fécaloïdes grisâtres. Il existe évidemment une communication du trajet fistuleux avec la cavité intestinale. Quant à l'orifice extérieur, il occupe le même siège que précédemment et se trouve situé au milieu de la cicatrice adhérente, vestige de l'ancienne opération. Les viscères ne paraissent point altérés ; cependant il faut faire des réserves au sujet des poumons, car ce jeune homme tousse un peu et le sommet droit présente quelques signes suspects : expiration prolongée et soufflante en avant, diminution de la sonorité et d'élastacité normale à la percussion.

10 mai. — Un mois après son entrée à l'hôpital, on ne constate

encore aucun changement dans son état, mais l'examen attentif de la température permet de constater que ce malade présente des abcès fébriles irréguliers, coïncidant avec une diminution de l'écoulement par la fistule et cessant dès que celui-ci vient à reparaître. Il est donc logique de croire que ces manifestations fébriles sont dues à une rétention passagère des liquides septiques et à leur absorption par le foyer stercoral.

Aussi M. Verneuil se décide-t-il à intervenir, dans l'idée de leur ouvrir comme la première fois une large voie ; et à cet effet, il commence par agrandir le fistule avec le thermo-cautère, qu'il conduit sur la sonde canulée. Une incision de 6 centimètres est ainsi faite le long de la crête iliaque, suivant le trajet de l'ancienne cicatrice ; mais elle est loin de suffire et c'est à peine si le doigt peut pénétrer dans la profondeur et explorer la fosse iliaque. M. Verneuil se décide alors à trépaner derechef la crête iliaque et à en enlever un morceau triangulaire en régularisant avec la gouge et le maillet les orifices qu'a créés le trépan. Il peut alors aisément arriver jusqu'aux parties profondes et enlever quelques fongosités ; mais malgré ses recherches il n'arrive pas à trouver l'orifice intestinal, qu'il se proposait d'oblitérer séance tenante. Aussi remet-il la fin de l'opération à une autre fois.

Les suites de cette intervention ont été d'abord fort bonnes, le malade a peu souffert et son état général n'a rien laissé à désirer pendant huit jours. Mais, vers le 20 mai, on remarque que l'écoulement des matières fécales est devenu très abondant et presque continuel, et qu'il a déterminé autour de la plaie un érythème intense. Il devient de plus en plus vraisemblable que l'orifice de communication de l'intestin avec le foyer purulent s'est élargi, soit par l'effet d'un travail ulcératif spontané, soit par la chute d'eschares dues à l'emploi du thermo-cautère. Cette dernière hypothèse est peu probable, car on ne s'est servi de cet instrument que pour les parties superficielles. Quoi qu'il en soit, des selles entières se font par cette voie, et rien ne passe plus par l'orifice anal. La fistule est, du reste, devenue visible au fond de la plaie.

D'autre part, l'opération a certainement donné un coup de fouet aux lésions pulmonaires latentes, car ce jeune homme se met à tousser et présente maintenant des signes non équivoques de tuberculisation des poumons.

Sauf quelques moments de rémission, l'état de ce jeune homme ne fait qu'empirer pendant tout le mois de juin ; la plaie ne présente aucune tendance à la réparation et les matières fécales, tout en ayant repris partiellement leur voie habituelle, sortent constamment par l'anus accidentel et entretiennent cet érythème douloureux que nous avons signalé.

Le 15 juillet, ce jeune homme se mourait du progrès de la phtisie pulmonaire, qui avait marché chez lui avec une rapidité toute particulière, sous l'influence du traumatisme chirurgical.

Observation II

(Zwick, *Charité Annalen,* 1882 vol. VII)

Carie de l'os iliaque et de la symphyse sacro-iliaque gauche. — Gonitus duplex matestatica.— Pyœmia chronica. — Fistula stercolaris.

Homme (Schulz) de quarante et un ans, avait toujours joui d'une bonne santé. Chute sept semaines avant son entrée, d'une échelle de faible hauteur, sur la région fessière gauche. Le malade commença bientôt à sentir des douleurs dans cette région, douleurs qui s'accentuaient de jour en jour, rendaient la marche pénible, puis impossible.

Lorsque le malade se présenta, vers la fin du mois d'août 1880, la pression faisait apparaître de très vives douleurs dans la région inguinale gauche et autour de l'articulation gauche de la hanche. Dans le décubitus dorsal la jambe gauche reste fléchie au genou et à la hanche, pendant que la jambe droite reste étendue ; les mouvements actifs et passifs des articulations du genou et de la hanche n'étaient pas gênés et pas douloureux; des mouvements plus étendus causaient des douleurs dans la hanche gauche. Pas de lésions viscérales. Un peu de fièvre,

On applique de la glace comme traitement local, et un bandage tient la jambe en extension.

Les douleurs et la fièvre persistent ; on voit sur la symphyse sacro-iliaque gauche une tumeur qui devient un abcès; en même temps paraît dans la région inguinale gauche une tumeur fluctuante.

Le malade accuse de vives douleurs à l'ischion. Température du soir élevée (39°3), avec frissons. Les deux abcès donnèrent à l'incision près d'un litre de pus sanguinolent.

Pas de communication entre les deux abcès. Le doigt introduit dans l'incision postérieure rencontre la surface de l'os iliaque dénudée et dépourvue de périoste.

Pour faciliter la sortie du pus de l'abcès antérieur, on fait une incision sur la crête iliaque. L'irrigation fait ensuite sortir des caillots sanguins déjà anciens.

Drainage, pansement au chlorure de zinc. Les douleurs diminuent et la température reste normale les jours suivants. Mais bientôt apparaissent des douleurs dans le genou gauche où un abcès se forme ; l'incision fait sortir de grandes quantités de pus. Mêmes phénomènes et même incision au genou droit. Deuxième ponction au genou gauche qui était tenu dans un bandage plâtré.

Pendant ce temps la sécrétion des fistules devenait un peu fécaloïde, ne laissant aucun doute sur la nature de ces fistules.

A l'examen du thorax, on constate l'apparition d'une pleurésie gauche. Température maxima 38°6.

Le malade, très affaibli par la fièvre, les douleurs et la suppuration, succombe.

A l'autopsie, on constate que l'os iliaque était dépourvu de périoste jusqu'à la symphyse sous-iliaque où l'on pouvait voir une luxation du sacrum sur l'os iliaque. La fistule stercorale avait pour origine l'angle colique gauche.

Observation III

(Zwick, *Charité Annalen*)

Carie de l'os iliaque. — Fistule stercorale

Jeune fille (Moldenhauer), âgée de dix-neuf ans, eut un abcès dans la région fessière droite à la suite de typhus abdominal. L'abcès avait été incisé avant l'entrée de la malade dans nos salles. La malade ne pouvait pas donner de détails plus précis.

A son entrée, le 17 janvier 1880, elle présentait deux fistules, l'une entre le grand trochanter et la crête iliaque, et l'autre au-dessus de l'épine iliaque postérieure et supérieure.

La pression, qui était douloureuse, fit sourdre du pus en petite quantité. Après l'élargissement de la fistule située au-dessus du grand trochanter, le doigt explorateur arrivait jusqu'à l'os coxal qui était dépourvu de périoste. Après une incision de 5 centimètres sur la crête iliaque, la surface cariée de la lèvre interne fut raclée à la curette. Drainage et pansement.

L'état général de la malade était bon à son entrée à l'hôpital et il s'est maintenu après l'opération.

Quatre semaines après l'opération, le pus qui n'avait pas cessé de sortir des fistules prit un aspect fécal ; en même temps, il est apparu un point douloureux à la pression dans la région iléo-cœcale. Après huit jours, apparut un érysipèle qui, partant des fistules, se propagea sur la région inférieure de l'abdomen, et sur la moitié supérieure de la cuisse.

La fièvre disparut au bout de dix jours.

Les fistules ne donnaient que peu de pus sans mélange fécal, et la cicatrisation semblait commencer. Le malade quittait le lit dans la journée pour se reposer hors de la chambre.

Cependant, vers la fin du mois, la sécrétion devint de nouveau plus abondante. Des gaz sortaient par la fistule, en même temps que la sécrétion devenait plus liquide et contenait des matières fécales.

Les réactions chimiques révélaient la présence des matières colorantes et des acides de la bile.

Le premier juin, on fit une incision de la peau entre les deux fistules ; on put alors constater une carie de l'os coxal.

Les sécrétions fécales persistaient toujours, sans que l'état général de la malade en souffrît. La malade retourna dans sa famille le 15 septembre.

D'autres collections purulentes, surtout celles siégeant aux environs du pubis, peuvent donner lieu à des complications vésicales; les signes et phénomènes morbides du côté vésical peuvent en imposer pour une cystite.

Observation IV

(Thèse de Gouilloud, p. 100)

Ostéite du pubis. — Trouble du côté des voies urinaires. — Extraction d'un séquestre. — Disparition de ces symptômes.

Pierre Aslier, âgé de trente-neuf ans, cultivateur. Entré à l'hôtel-Dieu de Lyon le 13 janvier 1868. Ce malade avait toujours joui d'une bonne santé, lorsque, il y a trois ans, il éprouva des phénomènes morbides du côté des organes urinaires, sans pouvoir les rattacher à des excès de boissons ou à l'excès vénérien. Les urines étaient chargées, très foncées ; les mictions plus fréquentes. En outre, dès que l'envie d'uriner se faisait sentir, le malade devait se tenir le canal de l'urèthre serré entre les doigts, sous peine de laisser l'urine souiller ses vêtements. Ces phénomènes cessèrent au bout d'un mois et demi environ.

Trois mois plus tard, une tumeur apparut à l'extrémité interne du pli de l'aine gauche, dans le sillon inguino-scrotal.

Ce n'est que six mois après son apparition que le malade entre à l'hôpital.

L'abcès est ouvert au bistouri et drainé. Il s'écoule un liquide séro-purulent d'odeur fétide. La suppuration fut abondante les semaines suivantes.

Trois mois après, le malade sort de l'hôpital conservant sa fistule.

Il entre le 13 janvier 1868. La fistule du sillon inguino-scrotal persiste. Un stylet introduit fait constater à centimètre un séquestre complètement mobile.

13 février. — Opération. Par une incision dirigée dans le sens de la ligne inguino-scrotale, longue de 5 centimètres, on arrive sur l'os. Le séquestre est retenu par un pont de périoste ossifié que M. Ollier fait sauter avec la gouge et le maillet. Puis avec des pinces, il extrait le séquestre, de forme pyramidale, présentant 1 cent. 1/2 de base sur 1 de hauteur. On rugine ensuite la cavité du séquestre. Pansement à l'eau de Pagliari.

Les suites de l'opération furent très simples. La plaie se ferma peu à peu et le malade partit pour Longchêne, dans le courant de mars, dans de bonnes conditions, ne présentant plus aucun trouble des voies urinaires.

Observation V

(Thèse de Pozzi. Communiquée par M. le Dr Duplay)

A...., âgé de neuf ans, me fut amené au mois de juin 1871 pour que j'eusse à donner mon avis au sujet d'une fistule anale qui persistait depuis environ deux ans.

Cet enfant, d'une bonne santé habituelle, d'un tempérament lymphatique, mais sans aucune manifestation scrofuleuse, a été atteint de chorée au mois de mars 1869. La maladie commençait à s'améliorer, lorsque l'on s'aperçut de la présence, sur le côté droit de l'aine, d'un abcès dont le développement ne peut être rattaché à aucune cause appréciable.

Cet abcès s'ouvrit spontanément au mois de juin et resta fistuleux. Un chirurgien, consulté à ce moment, fit le 3 août une opération qui semble avoir consisté dans un simple débridement de la marge de l'anus ; des mèches furent introduites régulièrement comme après l'opération de la fistule, mais ce traitement demeura sans résultat, et l'écoulement du pus persista avec la même abondance.

Les parents consultèrent alors un autre chirurgien des hôpitaux qui reconnut un décollement, pratiqua, le 30 septembre, un nouveau débridement vers le rectum, plaça des mèches, fit des injections isolées, mais ne put réussir à amener la cicatrisation de la fistule qui fournissait une quantité de pus chaque jour plus considérable.

L'enfant fut alors soumis à un traitement général antiscrofuleux, et aucune tentative opératoire nouvelle ne fut faite.

Vers le mois de mars de l'année 1870, on vit apparaître une incontinence d'urine, d'abord légère, et qui se produisait seulement lorsque l'enfant faisait quelque effort, mais qui ne tarda pas à devenir tellement accusée que le malade perdait involontairement ses urines aussitôt qu'il était debout. Cet état persista pendant une année, sans qu'on cherchât à y remédier. Toutefois la santé générale commençait à s'altérer, et c'est dans ces conditions que l'enfant fut soumis à mon examen à la fin du mois de juin 1871.

Sur le bord droit de l'orifice anal et empiétant sur la face muqueuse du rectum, se trouve une ouverture fistuleuse qui fournit un écoulement abondant de pus et qui admet facilement une sonde cannelée ordinaire.

Celle-ci pénètre de bas en haut, à une profondeur de 3 à 4 centimètres, mais ne peut aller plus loin ; d'autre part, il est impossible de découvrir aucun orifice du côté de la face interne du rectum. On constate même, dès ce premier examen, que la sonde est séparée du doigt introduit dans le rectum par une épaisseur de parties molles, relativement considérables, et que l'extrémité de l'instrument s'éloigne plutôt qu'elle ne se rapproche de la paroi rectale.

Je soupçonnai de suite une lésion osseuse. Quoiqu'il me fût impossible d'insinuer la sonde plus profondément, ni de sentir une surface osseuse dénudée, indépendamment de la longue durée de la maladie et de l'abondance de la suppuration qui devaient faire supposer quelque altération du côté du squelette, je constatai que la région correspondante au pubis et à la branche descendante du côté droit était douloureuse à la pression.

Enfin, en cherchant à me rendre compte de la cause de l'incontinence à l'aide du cathétérisme, je reconnus que la contractilité de la vessie était intacte, et que l'incontinence devait être due à quelque action mécanique sur le col de la vessie.

On prescrivit pendant quelque temps des injections avec la teinture d'iode, puis avec la teinture de Villate, et, bien que ces injections fussent conduites aussi profondément que possible à l'aide d'une sonde introduite dans le trajet fistuleux, elles n'amenèrent aucun résultat satisfaisant.

Pénétré de la conviction qu'il existait une lésion osseuse, je renouvelai les explorations, si bien que je fus assez heureux pour insinuer un jour la sonde plus profondément que d'habitude, et en suivant un trajet légèrement concave en avant, de 8 à 9 centimètres de longueur, j'arrivai à sentir une surface osseuse dénudée, rugueuse, qui semblait correspondre à la face postérieure du pubis droit ; je crus même percevoir une certaine mobilité.

Dans le but de rendre le trajet plus direct et de faciliter les explorations, voire même l'extraction d'un séquestre, on introduit, pendant quelques jours, des tiges de laminaria. Quoique l'on ait obtenu une légère dilatation, il fut encore impossible de s'assurer nettement de la mobilité d'un séquestre, et d'ailleurs les tentatives d'extraction avaient déterminé de vives douleurs, accompagnées de fièvre.

L'état général était assez mauvais ; les fonctions digestives se faisaient mal ; l'enfant maigrissait, et il me sembla dangereux d'insister à ce moment sur l'emploi des moyens chirurgicaux.

Sur mon conseil, le petit malade fut envoyé au bord de la mer, et après un séjour de trois mois, du mois d'août au mois d'octobre, il revint en parfaite santé, mais son état local était toujours le même. Je ne fus appelé à l'examiner de nouveau que vers la fin du mois de novembre, et cette exploration amena la découverte d'un fait extrêmement important.

La sonde ayant été introduite jusqu'au point osseux dénudé, et tandis que je cherchais la mobilité en poussant l'instrument de bas en haut, je sentis manifestement avec la main gauche appliquée sur la région du pubis des mouvements de soulèvement communiqués par la sonde. Les mouvements, quoique très profonds, étaient manifestes et furent constatés par mon ami le docteur Lapra, médecin de la famille.

D'après ce symptôme, je déclarai qu'il existait un séquestre mobile et qu'en raison de la difficulté de l'extraire par le trajet long et sinueux qui venait s'ouvrir à l'anus, il était parfaitement indiqué de se créer une voix plus directe en mettant à nu la région du pubis. Ce procédé avait du reste l'avantage de permettre, dans le cas où le pubis serait malade, d'en pratiquer l'évidement ou même de faire une résection partielle.

L'opération que je proposai fut acceptée, non sans peine, et pratiquée seulement le 9 décembre 1871, avec l'aide du docteur Lapra et de MM. d'Espine, Lebail et Gaurier, élèves de l'hôpital Beaujon. L'enfant étant chloroformé, et la sonde introduite par la fistule et poussée jusqu'à la portion osseuse dénudée, une incision de 3 centimètres est pratiquée, suivant le bord supérieur du pubis jusque vers la symphyse, puis une seconde incision d'égale longueur, partant de l'extrémité interne de la première, est conduite le long de la branche descendante du pubis, de manière à circonscrire un lambeau triangulaire permettant de mettre largement à nu le pubis. Après la division de la peau et du tissu cellulo-graisseux très abondant, j'arrive sur la face antérieure du pubis, et je sens de plus en plus distinctement l'extrémité de la sonde qui ne me paraît plus séparée du doigt que par une mince épaisseur de parties molles. Je dénude l'os à ce niveau, et le bec de la sonde apparaît à l'extérieur traversant un orifice arrondi dont les bords sont épaissis.

J'élargis un peu cette ouverture avec un gouge et je puis alors introduire le petit doigt dans une cavité assez spacieuse et sentir un séquestre entièrement isolé, que je saisis avec une pince et que j'extrais assez facilement. Une nouvelle exploration me fait découvrir plus profondément un second séquestre, également isolé et mobile dont l'extraction est faite avec plus de difficultés, en m'aidant de la sonde cannelée et en la poussant de bas en haut.

En examinant avec soin l'intérieur de la cavité qui renfermait ces séquestres, nous nous assurons qu'il ne reste plus aucun corps étranger, que le pubis est parfaitement sain, quoique manifestement augmenté d'épaisseur.

Un tube à drainage est introduit dans toute la longueur du trajet et ses extrémités nouées à l'extérieur. Je réunis ensuite la plaie par quelques points de suture, de manière à en diminuer l'étendue.

Les deux séquestres qui ont été extraits et qui présentent entre eux la plus grande ressemblance sont oblongs et mesurent 3 centimètres environ dans leur plus grand diamètre, et 1 centimètre et demi dans leur petit diamètre ; ils sont extrêmement irréguliers et poreux.

Les résultats de l'opération furent des plus satisfaisants. La suppuration diminua très rapidement sous l'influence d'injections quotidiennes à travers le tube à drainage. Au bout de trois semaines, la quantité de pus était si peu considérable, que je crus pouvoir enlever le tube.

Quelques jours après, la fistule anale était complètement oblitérée et ne fournissait plus une goutte de pus. La plaie de la région pubienne notablement rétrécie, suppurait encore, mais en petite quantité. Elle ne fut entièrement cicatrisée que dans les premiers jours du mois de mars 1872.

Déjà l'enfant se levait depuis plus d'un mois, et l'on avait constaté qu'il ne perdait que rarement les urines ; cet accident cessa de se produire au moment où la cicatrisation fut complète.

J'ai revu le petit opéré plus de six semaines après l'opération ; il jouit d'une excellente santé, il se livre sans gêne à tous les jeux de son âge, et il n'a jamais ressenti aucune atteinte de son incontinence d'urine.

Les ostéites de la face antérieure du sacrum donnent lieu quelquefois à des complications du côté de la moelle, provoquent des méningo-myélites. Dans le fameux cas de Lisfranc (lu à l'Académie en mai 1827), le pus avait fusé jusque dans les ventricules cérébraux. Terrillon a vu chez une de ses malades les abcès s'ouvrir dans le vagin, la vessie et la cuisse.

La carie ne reste pas toujours limitée ; les ostéites tardives de l'épine iliaque postérieure et des masses apophysaires du sacrum sont très souvent le point de départ de la sacro-coxalgie, affection fréquente chez l'adulte.

Delens est un des premiers qui ait insisté là-dessus et expliqué par là ce mode étiologique de la sacro-coxalgie.

La carie peut encore envahir l'articulation de la hanche, mais c'est plus rare ; la symphyse pubienne aussi est quelquefois lésée, mais ce fait s'observe surtout dans les ostéites aiguës infectieuses.

Enfin, l'os peut être envahi dans sa totalité par la nécrose. Arrachard (1) a observé un malade dont l'os coxal a été presque entièrement détruit.

Observation VI

(Boyer, *Traité des maladies chirurgicales*, 1819)

Une cuisinière, âgée d'environ trente ans, bien réglée et ayant toujours joui d'une bonne santé, se plaignit pendant longtemps d'une douleur sourde et profonde à la partie postérieure de l'os des îles du côté gauche, sans aucune altération sensible dans la forme naturelle de la partie souffrante.

Dans la suite, cependant, la fesse se tuméfia, mais sans douleur et sans altération de la peau. La malade put continuer son état sans être fort gênée par cette tumeur. Une chute qu'elle fit et qui porta principalement sur la tumeur en produisit l'affaissement, mais il en survint une nouvelle à la partie postérieure et supérieure de la cuisse qui s'étendit successivement jusqu'au près du jarret.

Quand la malade consulta Boyer, il y avait plus de dix mois que la douleur s'était fait sentir et près de six que la première tumeur avait paru. Celle-ci était d'un volume énorme, vague, occupant toute la fesse, indolente, sans inflammation des téguments et présentant une fluctuation profonde. Toute la face postérieure de la cuisse, jusqu'au jarret, ne formait qu'une tumeur, séparée de la première par le pli de la fesse, indolente, sans rougeur à la peau et pareillement molle et fluctuante. En comprimant alternativement ces deux tumeurs, on sentait entre elles une communication manifeste ; la matière se déplaçait et passait de l'une à l'autre.

La malade entra à l'hôpital de la Charité. Trois ponctions furent successivement pratiquées, avec la lame d'un bistouri étroit, à la par-

(1) Arrachard, *Mémoires de chirurgie*, 1805.

tie la plus déclive de là tumeur de la cuisse, et chaque fois on réunit immédiatement l'ouverture. Celle de la troisième ponction resta fistuleuse et laissa écouler une grande quantité de matière grumeleuse qui, plus tard, devient fétide. C'est alors que la fièvre s'allume, et la malade, voyant son état empirer, voulut retourner chez elle, où elle mourut deux mois après la première ponction. A l'autopsie, on trouva une carie très étendue de la partie postérieure et supérieure de l'os des iles.

Wisard rapporte un cas où le coccyx nécrosé fut expulsé en totalité par le rectum.

Une complication également intéressante est la migration des séquestres. On en a vu tomber dans la vessie et devenir le centre de calculs. Busch et Swick ont relaté des cas où des séquestres ont été rejetés par le rectum.

Observation VII

(Busch, *Günsburg Zeitschrift*, Breslau, 1857)

Nécrose des os du bassin. — Formation d'un calcul autour d'un séquestre tombé dans la vessie. — Guérison complète.

Le malade est un jeune cultivateur reçu à l'hôpital de Christiania en 1855. Son affection remonte à neuf ans ; elle débuta comme une coxalgie : douleur de la hanche droite, rendant tout mouvement impossible ; formation d'un abcès au pli de l'aine. Celui-ci ouvert, les symptômes s'amendèrent et le malade put marcher. Mais, il y a huit ans, il s'aperçut que des morceaux d'os sortaient par la fistule qui avait succédé à l'abcès. Plus tard, un autre abcès s'ouvrit dans le pli génito-crural et donna issue à du pus et à des séquestres très petits.

Il y a quatre ans, l'urine commença à devenir louche ; mais la miction n'était ni douloureuse ni plus fréquente ; puis l'urine renferma quelques débris osseux.

Enfin, il y a deux ans, le malade s'aperçut qu'un corps dur s'était formé à la racine de la verge et que la miction était devenue pénible. Peu après, un nouvel abcès se forma dans le flanc droit et donna issue à du pus, puis à de l'urine.

A son entrée à l'hôpital, on constate une luxation du fémur : la tête est probablement érodée et on ne la sent nulle part. Le membre inférieur, raccourci, est en adduction et en rotation en dedans. La marche est assez facile à l'aide d'un bâton.

Orifices fongueux situés dans le pli de l'aine et dans le flanc droit.

Par ces fistules s'écoulent du pus et de l'urine ; celle-ci sort même en jet de la fistule du flanc droit, tandis qu'il s'en écoule à peine par le canal de l'urèthre, touché à la racine de la verge par un corps dur et immobile. Une fistule conduit dans la symphise pubienne, l'autre au voisinage de l'épine iliaque antérieure et inférieure.

Le 13 janvier, on retire du canal de l'urèthre, avec l'instrument de Leroy-d'Etiolles, un séquestre de la largeur de l'ongle, incrusté de sels calcaires. On peut alors pénétrer dans la vessie, où la sonde de Mercier fait reconnaître un volumineux calcul, occupant toute la vessie rétractée.

Le 5 mars, le malade est endormi au chloroforme, et le professeur Heiborg fait la taille périnéale et extrait un calcul de la grosseur d'un œuf de poule. Extraction de petits séquestres par la fistule du flanc droit.

Quatorze jours après, l'urine sortait presque toute par le canal de l'urèthre. La plaie fut complètement cicatrisée à la fin de la troisième semaine. Un peu après, la fistule du flanc droit se ferma et le malade partit complètement guéri.

Comme complication nous rapporterons le cas de Valin (1), où l'artère iliaque primitive fut ulcérée par un abcès ossifluent du bassin. Enfin, il serait difficile de prévoir absolument toutes les éventualités auxquelles peuvent donner lieu les ostéites du bassin.

(1) Valin, *Bulletin de la Société anatomique*, tome XIII, 1868.

IV

SYMPTOMATOLOGIE

Le début des ostéites tuberculeuses du bassin présente une symptomatologie assez obscure.

Dans une première période, en effet, avant que les abcès ou les fistules se soient développés, ce qui les caractérise surtout ce sont les douleurs.

Ces douleurs sont sourdes, tenaces, profondes et correspondent à un point limité du bassin. Exaspérées par la fatigue et la marche, ces douleurs disparaissent parfois pendant quelque temps pour reparaître bientôt après sans cause appréciable.

C'est surtout la compression des nerfs et en particulier du sciatique, quand le point lésé est à son voisinage, qui est la cause de ces souffrances ; aussi affectent-elles, la plupart du temps, une forme névralgique. Dans d'autres cas, ces douleurs entraînent une légère claudication pouvant faire penser, de prime abord, à une coxalgie.

Leur siège est variable : on les a observées en dehors du point d'ostéite proprement dit, dans les jambes, au genou, à la fesse, à la région lombaire.

Pendant cette période, le pus se forme, le malade continuant à marcher et à vaquer à ses occupations. Ces abcès, en effet, sont habituellement indolores et les patients les supportent sans trop se plaindre ; ce n'est que lorsque la collection purulente a atteint un volume assez considérable, que le malade se détermine à aller consulter le médecin.

Nous avons vu au chapitre d'anatomie pathologique, les

endroits les plus fréquents où apparaissent les abcès et les lésions osseuses avec lesquelles ils sont en relation.

Le pus, cherchant une issue, produit des décollements souvent très vastes.

La poche, ouverte spontanément ou incisée au bistouri, laisse s'échapper du pus grumeleux, caséux, présentant, en un mot, les caractères du pus tuberculeux. Les parties caseuses de la paroi éliminées, des fongosités se développent pendant que la peau change d'aspect et devient violacée. Dès lors la fistule est créée et le stylet parcourant son trajet peut rencontrer l'os dénudé ou même se heurter à un séquestre. Mais à côté de ces symptômes locaux existent des troubles généraux.

Le malade, toujours souffrant, perd l'appétit et le sommeil; les forces disparaissent, l'amaigrissement s'accentue. Peut-être faut-il incriminer, comme le pensent les auteurs, l'infection due aux toxines sécrétées par le bacille de Koch, quoique le mécanisme ne soit pas parfaitement élucidé.

L'absence de fièvre, qui est assez remarquable, serait expliquée par une atténuation de virus, tandis que l'élévation de température serait l'indice d'une infection secondaire on d'une complication locale ou éloignée.

V

DIAGNOSTIC

Les symptômes du début étant rares et obscurs, le diagnostic en sera plus difficile.

Les douleurs dans la jambe, le genou ou la fesse, accusées par le malade, pourront faire songer à une névralgie sciatique ou à du rhumatisme.

La douleur à la pression dans un point limité du bassin, constatée par la palation ou par le toucher vaginal ou rectal, une tuméfaction d'un des os du bassin seront en faveur du diagnostic d'ostéite.

Pourtant la douleur chez l'adulte fait quelquefois défaut.

L'état général, la présence d'autres manifestations tuberculeuses pourront aider le diagnostic.

Il est bon de signaler qu'à cette période, où les signes objectifs sont presque nuls, le traumastisme, cause souvent invoquée par le malade, pourrait induire le médecin en erreur.

A une période plus avancée, avec l'apparition des abcès, leur siège et leur évolution lente et indolore, l'établissement des fistules, le diagnostic s'impose.

La détermination précise du siège des abcès et de leur nature ne sera pas chose facile. Pour ce qui concerne la fosse iliaque interne, par exemple, il sera difficile de déterminer si l'abcès est sous-péritonéal, sous-aponévrotique, s'il est du muscle iliaque ou du psoas.

Les abcès de tissu cellulaire sous-péritonéal sont le plus souvent aigus, ordinairement précédés d'un mouvement fébrile assez intense : ils reconnaissent une origine puerpérale la plupart du temps ou sont en rapport avec une lésion de la sphère génitale chez la femme. Ces collections viennent pointer au-dessus de l'arcade de Fallope.

Le diagnostic sera plus compliqué, s'il s'agit de collections chroniques idiopathiques du tissu cellulaire sous-péritonéal ; alors le toucher rectal ou vaginal cherchera à reconnaître un point osseux, douloureux, qui existera, si cet abcès est en rapport avec un point d'ostéite.

Le diagnostic des abcès par congestion du psoas sera aussi peu aisé ; on aura à déterminer si le pus provient des vertèbres ou si c'est une des pièces du bassin qui lui donne naissance. Douleur inguinale, attitude, tuméfaction au-dessus de l'arcade de Fallope, absence de douleur à la pression des vertèbres seront en faveur d'une altération de l'os iliaque.

Les abcès d'origine de mal de Pott, de même que ceux de la crête iliaque, peuvent venir bomber au pli inguino-crural ; mais les premiers sont plus abondants et plus facilement réductibles. Nous rappellerons, comme preuve de difficulté de diagnostic, que des hernies et des suppurations ganglionnaires ont été prises pour des abcès par congestion.

Les abcès et les fistules de la région de la fesse peuvent avoir plusieurs origines qui présenteront quelques difficultés à être démêlées. Il arrive souvent qu'une fistule de la fesse, consécutive à un abcès ostéopathique, ne permet pas au stylet de reconnaître l'ostéite. Dans ce cas, le diagnostic sera hésitant entre un abcès froid du tissu cellulaire et une ostéite du bassin ; l'ensemble des autres symptômes pourra le fixer.

Nous avons vu, à propos des complications, que des collections intro-pelviennes s'échappent quelquefois par l'échancrure sciatique, produisent une tuméfaction dans la région fessière et descendent même jusqu'au creux poplité.

Le chirurgien doit avoir présentes à l'esprit toutes ces éventualités pour n'être pas induit en erreur.

Les abcès et fistules ano-périnéales peuvent aussi prêter à la confusion. L'étiologie, l'exploration par le stylet, la direction du trajet, le toucher rectal fixeront le diagnostic. Suivant Pozzi, on aura les deux groupes de caractères suivants :

1° Les fistules de l'espace pelvi-rectal supérieur sont pourvues d'un long trajet et d'une ampoule située au-dessus du muscle releveur de l'anus ; ces fistules, quand elles sont ossifluentes, ne peuvent guère provenir que de la face antérieure du sacrum ou du coccyx. C'est la hauteur et la direction des trajets qui constituent les éléments du diagnostic différentiel entre les ostéites du sacrum et celles du coccyx ;

2° Les fistules de l'anus proprement dites ont un trajet plus court, horizontal ou oblique, rarement vertical. Elles peuvent venir d'une suppuration du creux ischio-rectal, suppuration qui peut elle-même être déterminée par une ostéite de l'ischion.

En résumé, après qu'on aura éliminé les abcès d'origine viscérale, la tuberculose des parties molles, le mal de Pott, en présence d'une fistule, on aura à songer à une ostéite des trois pièces du bassin, os coxal, sacrum ou coccyx, et l'exploration par le stylet sera d'un précieux secours pour reconnaître lequel de ces trois os est intéressé.

VI

MARCHE, TERMINAISON, PRONOSTIC

Les ostéites tuberculeuses du bassin chez l'adulte ont une allure essentiellement chronique. Ce n'est guère que dans les débuts que la résorption peut avoir lieu. A une période plus avancée, l'élimination des fragments et des produits caséeux peut encore se faire sans aucun traitement : la suppuration se tarit, la fistule se ferme et l'os se cicatrise par du tissu fibreux. La forme circonscrite, qui est la moins grave, est la seule susceptible d'une telle guérison.

Le pronostic de la forme envahissante est bien moins rassurant ; il y a tendance de propagation aux os voisins, abondance de suppuration qui épuise le malade et cette allure se vérifie surtout pour les ostéites du sacrum. Le malade succombe au progrès de la maladie ou par le fait d'une généralisation de la tuberculose. Plusieurs facteurs viennent pourtant varier ce pronostic. C'est ainsi que l'adulte sera plus facilement porté à la guérison ; mais, à mesure que l'âge diminue, la force de résistance de l'organisme, les complications viscérales deviennent plus fréquentes et plus graves.

Le siège de l'ostéite est également à considérer. L'ostéite du sacrum est la plus grave (9 morts sur 20 cas) ; après vient celle de l'ilion, du pubis, de l'ischion.

Le tableau suivant, emprunté à Wisard, renseigne sur le pronostic des ostéites du bassin suivant leur siège :

TABLEAU PRONOSTIQUE

DES CARIES DU BASSIN D'APRÈS LEUR SIÈGE

	GUÉRIS	MORTS	AMÉLIORÉS	RÉSULTATS INCERTAINS
Ilion...................	10	8	6	6
Sacrum..................	7	9	2	2
Coccyx.................	8	»	1	»
Ischion................	5	1	1	2
Pubis..................	1	2	1	2
Épine sciatique...........	»	»	»	2
Coccyx et sacrum..........	»	2	3	»
Articulation sacro-iliaque....	»	3	»	»
Pubis et ischion...........	»	»	1	»

Les conditions sociales, l'état général des malades entrent en cause comme élément de pronostic. « Le grand air, dit Gangolphe, achève souvent la cure commencée à l'hôpital par une résection. » La misère physiologique, la vie confinée, aggraveront, au contraire, le pronostic; le surmenage, l'alcoolisme favoriseront la récidive ou l'éclosion de généralisations.

VII

TRAITEMENT

Aujourd'hui, la conception de la tuberculose a modifié les méthodes thérapeutiques, du moins en ce qui concerne le traitement local de la maladie. Maintenant, le vice constitutionnel qui engendrait le mal n'est plus admis. Il n'y a qu'un microbe qui infecte l'économie, qui évolue sous différentes manifestations dans les divers organes. C'est à la suppression radicale de ces foyers, danger permanent d'infection, que la chirurgie moderne doit ses beaux résultats.

Autrefois, la thérapeutique avait surtout pour base la méthode substitutive ; aujourd'hui, on s'efforce à détruire l'agent spécifique par tous les moyens.

Aider l'économie dans la lutte contre l'envahissement de l'agent infectieux, augmenter la résistance de l'organisme, tel est le *traitement général ;* attaquer directement les foyers tuberculeux eux-mêmes, provoquer la résolution de ces foyers, les isoler et les limiter dans leur marche ou bien, enfin, les enlever et les détruire, tel est le *traitement local*.

Nous ne nous arrêterons pas longtemps sur le *traitement général*, qui est celui de la tuberculose en général. Les connaissances actuelles sur la nature spécifique de la maladie n'ont en rien changé les préceptes généraux des anciens, qui servent encore de base à la thérapeutique médicale : une bonne hygiène, le bien-être, une alimentation reconstituante, le séjour à la campagne, au bord de la mer, contribuent à limiter l'action du mal qui reste circonscrit et curable. Les

iodures, le quinquina, l'huile de foie de morue, le fer, sans
avoir des vertus spécifiques, rendent de réels services. (Poulet.)

Le *traitement local* comprend le traitement des abcès et
le traitement des foyers d'ostéites.

Avant d'aborder le traitement chirurgical proprement dit,
signalons comme précoce l'application des agents résolutifs :
teinture d'iode, vésicatoires, pointes de feu, employés souvent
dans ce but ne donnent que des résultats peu satisfaisants.
Cependant la compression simple ou collodionnée sera employée avec plus de succès quand il s'agira d'abcès superficiels
de la face postérieure du sacrum.

Sans faire l'historique des divers procédés de traitement
qui ont tour à tour été appliqués aux abcès ossifluents, nous
verrons que la thérapeutique chirurgicale a été longtemps
hésitante sur ce point.

Les accidents qui suivaient fatalement l'ouverture des abcès
froids rendaient les chirurgiens très indécis : les uns voulaient
ouvrir, d'autres étaient pour l'abstention ; enfin une troisième
opinion voulait ouvrir ces abcès, quand ils étaient au point de
s'ulcérer. Mais, pour les abcès du bassin, tout le monde était
d'accord à ne jamais y toucher.

Les plus audacieux imitaient la nature en pratiquant diverses ponctions détournées et obliques (ponction sous-cutanée
de Bell (1) et d'Albernhy (2), pour empêcher l'écoulement
brusque et éviter l'entrée de l'air auquel on attribuait les
accidents inflammatoires. Pourtant ces procédés n'étaient pas
toujours couronnés de succès; très souvent suivaient des accidents septicémiques mortels.

(1) Bell, *Of lumbar abcesses*, in *Systeme of surger*, 1787.
(2) Albernhy, *On the lumbar abcesses*, 1798.

Observation VIII

(Boyer, Ouvrage cité)

Un homme, âgé d'environ cinquante ans, vint consulter Boyer pour une tumeur située à la partie postérieure droite du bassin, au-dessous de la tubérosité de l'os ilion. Au bout de deux mois, la tumeur avait augmenté de volume, s'était ramollie et présentait une fluctuation évidente. C'est alors que Boyer ouvrit la tumeur par l'application de la pierre à cautère et l'incision de l'eschare. Il s'écoula une grande quantité de matière sanieuse, inodore, et, pendant un mois, un écoulement abondant de pus se soutint, sans être accompagné d'aucun phénomène remarquable. Ensuite, la sanie devint ichoreuse et fétide, la fièvre lente et le dévoiement survinrent, et le malade mourut dans le marasme environ trois mois après son entrée à l'hôpital.

A l'autopsie, on trouva une carie de l'épine postérieure de l'os des iles. Un sinus fistuleux s'étendait depuis l'ouverture extérieure jusqu'à l'épine postérieure de l'os des iles en passant devant le muscle grand fessier.

A une époque encore très rapprochée de nous, Desprès disait : « L'ouverture d'un abcès par congestion est la première étape vers la mort. Cette proposition ne souffre pas d'exceptions pour les abcès par congestion, suite de maux de Pott, avec carie des vertèbres. Pour les abcès par congestion, suite de carie de l'os iliaque, la proposition est souvent vraie. » Aussi conseille-t-il le plus souvent l'abstention et à l'appui de son opinion il cite les observations suivantes :

Observation IX

(Desprès, Leçons cliniques, 1877)

Ostéo-périostite iliaque. — Abcès par congestion. — Résorption

Le nommé S... (Ambroise-Charles), ébéniste, âgé de vingt-six ans, entré à l'hôpital Cochin, le 28 septembre 1874, avec une ostéo-périostite iliaque, ayant débuté il y a quatre mois. Il existe dans la fosse iliaque gauche un empâtement et une douleur vive ; le malade a maigri et mange peu à cause de la privation de sommeil. Des pointes de feu ont été placées sur les points les plus douloureux. Il se forma, sous nos yeux, un abcès par congestion, sur le trajet du psoas, qui fit saillie à la racine de la cuisse.

Le 1ᵉʳ novembre, le malade est pris d'un rhumatisme articulaire aigu généralisé qui dura sept semaines. Une articulation reste douloureuse la hanche, du côté de l'os iliaque, est malade. Le malade resta alors au lit continuellement, et comme il ne pouvait avoir de gouttière Bonnet à sa taille (celles de l'hôpital étant trop grandes), il était soutenu par un coussin à air, et des coussins maintenaient sa cuisse. Cependant, malgré les soins, la hanche s'ankylosa en rotation en dehors. Le séjour au lit et l'amaigrissement nous firent craindre un moment une tuberculisation pulmonaire. L'abcès, cependant, restait stationnaire pendant tout ce temps. Cependant, au mois de juillet 1875, le malade reprit de forces, commença à marcher avec des béquilles, et nous vîmes son abcès diminuer insensiblement. Au mois d'octobre 1875, il était moitié de ce qu'il avait été.

Le 6 juin 1876, le malade ne marchait plus qu'avec une canne, l'abcès, quoiqu'encore perceptible, ne faisait plus aucune saillie. Le malade sortit de l'hôpital, il avait repris son teint et ses forces, et aujourd'hui, six mois après sa sortie de l'hôpital, un léger empâtement seul marque la place d'un abcès qui avait eu le volume d'une tête d'enfant nouveau-né.

Observation X

(Desprès, Ouvr. cité)

Ostéo-périostite du sacrum et de l'os iliaque. — Abcès par congestion

Nous avons également une malade au n° 7 de la salle des femmes, âgée de trente-trois ans, qui depuis un an souffrait dans les régions lombaire et sacrée et qui, depuis plusieurs mois, avait vu apparaître une tumeur à la racine de la cuisse.

Cette tumeur, au moment où la malade est entrée à l'hôpital, le 20 janvier 1876, était globuleuse, du volume d'une tête d'enfant et bien fluctuante, mais elle était recouverte par un panicule cutané épais. La malade avait un embonpoint modéré et la poche purulente était recouverte par une épaisseur de tissus sains, la distension n'était pas énorme. Le liquide ne refluait pas dans l'abdomen par la pression et il n'y avait pas de tumeur dans la fosse iliaque.

Suivant le précepte posé dans cette leçon, l'abcès ne fut pas touché. La tumeur ne présentait aucun symptôme révélant une augmentation du liquide et une tendance à l'ouverture spontanée. La malade fut tenue au repos à l'hôpital.

Le 31 décembre 1876, l'abcès avait diminué de moitié ; des mesures circulaires prises démontrent la diminution de la tumeur. Et cette diminution de la tumeur avec conservation de la santé générale est un encouragement à persévérer. Depuis le mois de septembre 1876, les douleurs dans la région sacrée et la région lombaire ne paraissent plus qu'à de rares intervalles, quoiqu'elles fussent encore assez fortes.

La malade avait sa tumeur depuis huit mois, lorsqu'elle est entrée à l'hôpital, et en vingt mois elle a diminué de moitié.

Nous savons aujourd'hui combien ces préceptes et ces craintes ont peu leur raison d'être ; les complications étant moins à redouter grâce à l'antisepsie, l'intervention chirurgicale est devenue plus hardie et le plus radicale possible.

Ce qui est acquis de nos jours pour le traitement des abcès ossifluents d'une façon générale s'applique aussi aux abcès des os du bassin : *ouverture large du foyer, évacuation du pus, modification des parois par le râclage* suivie d'un *lavage antiseptique* (chlorure de zinc, acide phénique), drainage, telle est le plus souvent la règle de conduite du chirurgien en présence d'un abcès des os du bassin.

Cependant certains abcès réclament des indications spéciales, ce sont les abcès de la fosse iliaque interne qui peuvent être traités de deux façons : on peut les évacuer par la voie abdominale par une *incision au niveau de l'arcade de Fallope*, ou bien les vider par la *trépanation de l'os iliaque*.

Les abcès qui restent bien localisés dans la fosse iliaque interne, non compliquée de fistules, sont justiciables d'une incision abdominale.

Pour les abcès qui, originaires de la fosse illiaque interne, franchissent la crête iliaque pour venir proémisier également dans la fosse iliaque externe et se compliquent de fistules, c'est la *trépanation de l'os iliaque* qui sera indiquée. Pourtant la constatation d'un empâtement dans la fosse iliaque interne et l'existence d'un point douloureux sur la crête iliaque ont suffi à M. Ollier pour recourir avec succès à cette méthode, comme le rapporte l'observation XVI empruntée à la thèse de Gouilloud.

Mais ce n'est pas seulement dans ces cas que sera employé cet excellent procédé : la trépanation, en effet, correspond encore à des indications multiples; «.... elle donne accès sur des foyers fongueux, elle facilite l'ablation des parties osseuses cariées ou nécrosées » (Ollier).

Trépanation de l'os iliaque. — Cette opération n'est pas de date récente. Les chirurgiens du siècle dernier, Ledran, Bouchet, Maimé, Percy, etc., en avaient fait déjà l'application. Mais ce n'est que depuis quelques années qu'Ollier a indiqué la trépanation de l'os iliaque comme méthode thérapeutique des suppurations du bassin.

Ordinairement la trépanation doit se faire au-dessous et assez près de la crête iliaque. S'il existe déjà un trajet fistuleux, c'est à ce niveau ou dans son voisinage qu'il faut appliquer la couronne de trépan (Weiss).

Pour M. Ollier, le siège de ce choix serait l'espace situé entre les deux épines iliaques postérieures; c'est aussi l'opinion de Kœnig.

Dans les observations que nous rapportons ci-dessous, nous avons constaté que l'opération en elle-même est peu grave, présente rarement des complications et rend de réels services dans le traitement des abcès de la fosse iliaque interne.

Observation XI

(Cas de BOUCHER, *Bulletin de l'Académie royale de chirurgie*, 1777)

Vers la fin du mois d'août 1778, un homme de cinquante ans, armé d'un vilbrequin et monté sur une échelle à la hauteur de 5 pieds, tombe de cette échelle et s'implante dans la hanche gauche le vilbrequin, qui pénétra de la longueur de 5 pouces et fut retiré sur-le-champ. Il survint des accidents ; le chirurgien ordinaire fit appeler M. Boucher. L'ouverture était à 1 pouce de l'épine iliaque antéro-supérieure et à égale distance des os des iles. La direction était oblique d'avant en arrière. Les accidents annonçaient une suppuration entre le muscle iliaque et l'os des iles. M. Boucher, instruit du succès avec lequel M. de la Martinière avait trépané le sternum, proposa à ses confrères l'application du trépan sur l'os ilion ; elle a été faite et le succès a couronné la sage conduite de M. Boucher. Un citoyen sauvé par une opération qui n'a pas encore d'exemple méritait un accueil distingué et la justice que l'on rend publiquement au discernement et à l'habileté de l'opérateur.

Observation XII

(Thèse de WEISS, *Trépanations de l'os iliaque*, 1881)

Recueillie dans le service de M. le Dr Verneuil. Trépanation de l'os iliaque

Meurice, vingt-deux ans, entre le 19 juin, salle Saint-Augustin, dans le service de M. Verneuil.

Cette femme nous raconte qu'il y a dix ans, elle était atteinte d'un rhumatisme articulaire généralisé, à la suite duquel s'est développé, dit-elle, un abcès de la partie antérieure et supérieure de la cuisse droite. Cet abcès s'est ouvert seul, est devenu fistuleux et ne s'est fermé spontanément qu'au bout de six ans. Dans l'intervalle et un an environ après le développement du premier abcès, il s'en formait un autre au niveau de la fosse iliaque externe, dont l'orifice ne s'est jamais oblitéré et persiste encore actuellement. Malgré cette supuration prolongée, l'état général de cette malade s'était maintenu assez bon et elle pouvait vaquer à ses occupations tout en boitant légèrement. Mais la suppuration ayant augmenté dans ces derniers temps, elle s'est décidée à venir réclamer les soins de M. Verneuil.

État actuel. — La malade est pâle, assez amaigrie, les fonctions digestives s'exécutent assez bien, néanmoins les urines sont normales ; en somme l'état général n'est pas trop mauvais.

Localement, on constate l'existence d'une fistule, siégeant au niveau de la fosse iliaque externe à 5 centimètres de la crête iliaque et à une distance à peu près égale de l'épine iliaque antéro-supérieure. La peau est mobile exceptée au niveau de la fistule elle-même, où elle est adhérente et présente une rougeur inflammatoire, peu étendue du reste. Le trajet fistuleux est adhérent profondément à la face externe de l'os iliaque, et le stylet, qu'on y introduit, conduit au travers de l'os jusque dans la fosse iliaque interne.

Tout l'os iliaque, du moins dans sa partie antérieure, est le siège d'un épaississement considérable, ce dont on peut s'assurer en suivant le contour de la crête iliaque et en la comparant à celle du côté opposé. Dans la fosse iliaque interne on sent un empâtement très profond qui paraît indiquer, sinon une collection purulente bien formée, du moins une menace d'abcès.

Au-dessus de la crête iliaque il n'existe aucun trajet, comme on a pu l'observer dans quelques-uns des faits que nous signalons. Les ganglions inguinaux sont un peu plus gros que ceux du côté opposé ; ceux de la fosse iliaque ne présentent pas d'augmentation appréciable de volume.

Malgré ces diverses lésions, la marche est facile, mais elle devient douloureuse quand elle est prolongée, et à la fin de la journée la malade est toujours fatiguée et forcée de prendre du repos.

En somme, il est évident qu'il s'agit ici d'une ostéite de l'os iliaque, sans qu'il soit possible de préciser exactement la nature de la lésion, ni de dire s'il existe un séquestre ou une portion cariée. En raison de l'existence de ce trajet, qui traverse l'os de part en part, M. Verneuil pense, sans affirmer, qu'il existe à la face interne de l'os une nappe purulente, à laquelle la trépanation pourra donner issue, et qu'en tout cas une opération ne pourra qu'être utile à la malade, en simplifiant le foyer pathologique.

Aussi se décide-t-il à intervenir, le 11 juillet, à agrandir la fistule par une incision et à appliquer une couronne de trépan au niveau de l'orifice de l'os. Cette opération ne présente d'autre particularité qu'une difficulté extraordinaire pour perforer l'os, qui était éburné, épaissi et que le trépan avait, du reste, attaqué un peu obliquement. Il fallu de grands efforts pour en venir à bout. Mais on put constater alors qu'il n'existait pas d'abcès proprement dit dans la fosse iliaque interne, et que des fongosités seules se trouvaient à la face profonde de l'os. On retira celles que l'on put atteindre, puis la plaie fut tamponnée avec de la charpie phéniquée, pour arrêter le suintement sanguin qui s'opérait.

Les suites de cette opération furent absolument heureuses. C'est à peine si cette malade eut un léger mouvement de fièvre et un peu de réaction locale ; il y eut, il est vrai, une petite hémorragie qui fut facilement arrêtée. Pendant le restant du mois de juillet, son état fut aussi satisfaisant que possible.

Au mois d'août, la plaie opératoire s'était considérablement rétrécie, au moment du départ de cette malade, 23 août, elle n'avait plus que les dimensions de la fistule primitive.

L'écoulement avait notablement diminué et son état était assez satisfaisant, pour qu'elle ait été employée comme infirmière du service. Quelque temps après elle a dû quitter l'hôpital et n'a pas été revue.

Observation XIII

(WEISS, Ouvr. cité)

Trépanation de la crête iliaque

Il s'agit d'une femme entrée dans le service de M. Verneuil, le 23 décembre 1879, et dont, avec les renseignements oraux fournis par notre excellent maître, nous avons pu reconstituer l'histoire.

Cette femme, actuellement âgée de cinquante ans, avait, dans sa jeunesse, été atteinte d'un abcès de la fosse iliaque gauche, dont l'origine osseuse ne saurait être douteuse un seul instant. Après avoir éprouvé des douleurs violentes dans les reins pendant un mois, elle avait vu un abcès s'ouvrir à la partie supérieure de la fesse gauche ; tandis qu'une autre collection purulente venait se faire jour au-dessus de l'arcade crurale.

L'orifice de cette dernière ne tarda pas à se fermer, mais l'ouverture du premier abcès avait persisté, et, à l'âge de trente-deux ans, au moment où cette malade vint consulter M. Verneuil pour la première fois, le trajet fistuleux suppurait encore abondamment. Quand il se fermait, elle était prise de douleurs vives et son existence était rendue insupportable. Aussi M. Merneuil se décida-t-il à intervenir et à pratiquer une incision simple qui permit une libre issue de pus.

Mais, chemin faisant, il s'aperçut que l'abcès contournait la crête iliaque et pénétrait assez profondément dans la fosse de même nom; il était impossible d'ouvrir largement le foyer purulent sans réséquer une portion de l'os, ce qu'il fit séance tenante en appliquant deux couronnes de trépan sur la crête iliaque. Il en résulta une sorte d'échancrure qui permit de remplir le but que l'on s'était proposé. L'opération fut suivie d'une grande amélioration ; mais peu de temps après la malade fut prise d'une ostéomyélite de l'humérus, pour laquelle on dut pratiquer la désarticulation de l'épaule. Cette partie de l'observation a été communiquée à la Société de chirurgie en 1863, par M. Verneuil (4 février). La malade guérit de cette seconde opération; quant à la fistule iliaque, elle persista encore pendant de longues années, se fermant souvent, puis se rouvrant à nouveau. Mais, en somme, jamais les accidents n'ont présenté la même acuité qu'avant. Actuellement cette malade est entièrement guérie et la fistule ne s'est pas réouverte depuis fort longtemps.

Voici quel est l'état actuel de cette femme. On constate au-dessus de l'arcade crurale une cicatrice déprimée qui est la trace de l'ancien abcès. A la face latérale de la fesse, à $0^m,09$ centimètres de l'épine iliaque antéro-supérieure, se trouve une cicatrice linéaire longeant la crête de l'os et adhérent aux parties profondes. On sent encore à ce niveau une dépression inégale qui est le vestige de l'échancrure faite à la crête iliaque. L'os iliaque correspondant est un peu plus gros que celui du côté opposé et on perçoit encore dans la fosse iliaque interne un certain empâtement très profond. Néanmoins la malade n'accuse plus aucun trouble fonctionnel de ce côté et elle n'est du reste entrée dans le service que pour se reposer pendant quelques jours.

Observation XIV

(Gouilloud, Ouvr. cité, p. 78)

Ostéite tuberculeuse de l'ilium droit. — Trépanation. — Amélioration

M... B..., tisseuse, âgée de trente-neuf ans, née à Saint-Vincent-de-Reins, entre dans le service de M. Ollier, le 26 octobre 1882. Bonne santé antérieure, excepté à l'âge de dix-huit ans, où la malade a été chloro-anémique.

Mariée à vingt-deux ans; est mère de deux enfants dont l'aîné est lympathique et scrofuleux. A vingt-neuf ans, fièvre typhoïde bénigne.

L'affection actuelle remonte à dix mois environ. Elle débuta par de violentes coliques, se manifestant par accès de plusieurs heures de durée, ayant pour siège principal la partie droite de l'abdomen et s'irradiant vers la région lombaire. A ce moment, la malade s'aperçut d'une tumeur du volume d'un poing dans le flanc droit. La tumeur disparut au moment des règles.

Il y a cinq mois, les mêmes phénomènes se manifestèrent de nouveau, à la suite d'une chute sur le siège. Les douleurs furent surtout ressenties dans les reins. Survint une tuméfaction englobant tout l'ilium droit. Deux fistules, une vers l'épine iliaque antéro-postérieure, l'autre vers le milieu de la crête, s'ouvrirent spontanément, donnant issue à du pus sanguinolent.

A l'entrée de la malade, on trouve toute la région de la crête iliaque empâtée, douloureuse. La tuméfaction descend jusqu'à l'arcade crurale et remonte jusqu'à la douzième côte ; elle comprend en arrière la région de la symphyse sacro-iliaque.

La région lombaire est aussi le siège de douleurs spontanées, plus intenses à droite.

Les mouvements du tronc sont douloureux.

On ne trouve cependant pas de point osseux particulièrement sensible à la pression ; et le stylet ne rencontre que des fongosités, sans point osseux dénudé.

23 novembre 1882.— Anesthésie. Incision en T à branches obliques, dont l'une suit le contour de la crête iliaque et l'autre la direction des fibres du fessier. On met à nu l'os iliaque et, après avoir recherché la direction des fistules, on voit qu'un trajet contourne la crête iliaque et passe par-dessus pour gagner la fosse iliaque interne. On tombe sur un foyer de fongosités purulentes, compris dans l'épaisseur du muscle iliaque. On en enlève une grande partie. Puis avec la gouge on fait sauter la portion de la crête située au-dessus de la trépanation.

Drainage. Pansement à l'iodoforme.

24. — Température élevée. Fièvre. État général assez mauvais.

25. — Les douleurs des reins sont très vives. Température toujours élevée.

27. — L'état général s'améliore. Les douleurs persistent.

5 décembre. — Diminution considérable de la tuméfaction intra-

pelvienne. Température normale. La malade a commencé à se lever. Départ au mois de juin, la malade a été très améliorée, elle part marchant sans fatigue, ce qui lui était impossible. État général bon, mais persistance d'une fistule à sécrétion peu abondante.

Observation XV

(Gouilloud, Ouvr. cité, p. 80)

Ostéite tuberculeuse de l'ilium. — Trépanation. — Drainage. — Orifice de dégagement dans le grand ligament sacro-sciatique.

Gabriel C..., cultivateur, âgé de vingt-trois ans, né à Saint-Régis-du-Coin (Loire), est reçu dans la salle Saint-Sacerdos, n° 14, le 9 décembre 1881.

A été berger dans son enfance et s'est souvent couché dans des endroits humides. A l'âge de dix-huit ans, affection thoracique aiguë qui dura un mois.

L'affection actuelle, qui date d'un an, a débuté par de la faiblesse et des douleurs dans le membre inférieur droit. Celles-ci devinrent très vives et le malade fut traité pour une sciatique.

A un premier séjour à l'hôtel-Dieu, un abcès se forma dans la région sacro-lombaire et s'ouvrit à la partie supérieure de la fesse droite, à 2 centimètres de la rainure interfessière. Le malade fut très soulagé, put marcher facilement et partit dispos, mais avec une fistule.

Les douleurs reviennent quinze jours après et ramènent le malade à l'hôtel-Dieu. Le malade fait alors des séjours successifs à l'hôtel-Dieu et à Longchêne.

En mai 1882, son état s'aggrave ; la suppuration se diffuse au milieu des muscles fessiers et envahit la racine du membre.

Au mois de septembre, M. Vincent endort le malade et, sans toucher au squelette, se contente de drainer largement les foyers purulents. La crête iliaque est dénudée.

L'état général s'améliore à la suite de cette opération : la suppuration très abondante nécessite des pansements fréquents (Lister). Mais les trajets fistuleux n'ont aucune tendance à s'oblitérer. Cet état dure jusqu'en janvier 1883.

18 janvier 1883. — Le malade endormi, M. Ollier agrandit largement la fistule postérieure et dénude la partie postérieure de la marge

de l'os iliaque, entre les épines iliaques postérieures, point sur lequel conduisait le stylet. Puis avec la gouge et le couteau-gouge il trépane largement l'os ramolli et enflammé. On trouve profondément un foyer de fongosités qu'on enlève avec soin. Par le toucher rectal, on arrive à faire sourdre par cet orifice du pus verdâtre, bien lié. Drainage, pansement à l'iodoforme.

Les suites ont été fort bénignes. Cette intervention est suivie d'une amélioration.

Cependant en juin 1883, la suppuration est toujours très abondante. L'état général s'est aggravé : le malade a maigri ; il mange peu ; fièvre continuelle avec redoublement le soir.

18 juin. — Le malade est endormi. En explorant la fistule qui conduit au point antérieurement trépané, on pénètre dans le bassin. Par le toucher rectal, on fait sortir par cette fistule un flot de pus et des fongosités.

On fait à l'os iliaque une plus large brèche entre les deux épines iliaques postérieures.

En poussant l'exploration plus profondément, on peut se convaincre qu'il existe, entre la face antérieure du sacrum et le rectum, un vaste foyer débordant, aussi bien à gauche qu'à droite, les bords du sacrum. A gauche, ce foyer vient faire saillie le long du bord interne de l'échancrure sciatique, au-dessus du ligament sacro-sciatique. Par une longue incision, parallèle au bord du sacrum, sectionnant les insertions du fessier et le grand ligament sacro-sciatique, on ouvre une voie d'écoulement au pus de l'abcès pelvien.

En explorant la crête iliaque en avant de l'épine supérieure, on trouve un foyer filant dans le bassin ; avec le davier et le couteau-gouge on fait à ce niveau une échancrure à la crête iliaque.

On a dû faire une quinzaines de ligatures. Néammoins le malade a peu perdu de sang. Pansement à l'iodoforme ; quelques points de suture.

Les suites de l'opération furent simples. Une défervescence appréciable est indiquée par le tracé de la température qui de 39° qu'elle atteignait le soir, descend progressivement les jours suivants à 38° le soir, et oscille le matin entre 37° et 38°.

20 juillet. — Le malade se dit très soulagé par sa dernière opération : ses mouvements dans le lit sont plus faciles, moins douloureux ; son appétit est bon.

Le malade ne tousse pas pas, n'a jamais eu d'hémoptysie. La percussion des sommets relève de la submatité sous la clavicule gauche, mais on ne trouve ni souffle, ni craquement.

Observation XVI

(Gouilloud, Ouvr. cité, p. 83)

Ostéite juxta-épyhysaire de la crête iliaque. — Trépanation. — Drainage. Guérison.

Il s'agit d'un jeune garçon, C... de Roanne, opéré par M. Ollier.

Il y a trois ans et demi environ, le jeune malade, qui avait douze ans, tomba en faisant du gymnase. On ne fit pas attention à cette chute qui cependant causa une vive douleur à l'enfant sur le moment. Le malade entra au collège, et ce n'est que six mois après sa chute qu'il commença à éprouver une douleur dans ce genou de temps en temps. De temps à autre également, le malade traînait la jambe en marchant, surtout lorsqu'il était fatigué. Le médecin appelé explora le genou, puis la hanche et ne trouva rien, l'enfant ne se plaignait pas du reste de la hanche. Quelque temps après, un beau jour, le malade prit une attitude spéciale en marchant : il se renversait en arrière et sur le côté malade, le ventre en avant. Pendant ce temps la douleur du genou devenait plus fréquente. L'état général se maintenait assez bon, malgré de la paleur des téguments, pas d'amaigrissement.

Enfin les parents inquiets se décidèrent à consulter M. Ollier, environ un an après le début des accidents. M. Ollier, découvrit un point douloureux sur l'os iliaque gauche, près de l'articulation sacro-iliaque. Le jeune C... continua à rester au collège, tout en suivant un traitement général. Pendant ce temps, la douleur avait cessé de se localiser au genou ; et l'enfant éprouvait des douleurs mal définies dans le bassin, la hanche et la jambe gauche.

Opération. — Au milieu de mars 1882, M. Ollier endormit l'enfant et constata la présence d'une certaine quantité de pus dans le bassin. Puis avec la gouge il fit vers le lien postérieur de la crête iliaque, dans la zone juxta-épiphysaire, une large ouverture permettant au doigt de pénétrer dans le bassin. On mit deux drains dans le bassin et l'on fit le pansement de Lister.

Fièvre intense, 40° pendant deux ou trois jours ; puis ces symptômes s'amendent et l'enfant va de mieux en mieux.

Une fistule persiste pendant dix mois environ. Pendant ce temps on fait le pansement de Lister; l'écoulement du pus est facilité par un drain. A l'intérieur, ferrugineux, huile de foie de morue créosotée phosphate de chaux; bains sulfureux. L'enfant passe l'été dans les montagnes.

A la fin de janvier 1883, la plaie était complètement cicatrisée; la douleur était nulle, même à la pression, au niveau de l'os iliaque, l'état général était des meilleurs. Le malade se plaignait seulement de temps en temps d'une douleur de la durée d'un éclair, dans la jambe gauche. Cette douleur survenait dans certaines positions notamment dans la position assise.

Depuis lors (juin 1883), tout a disparu. Le jeune C... a repris sa vie habituelle; il fait chaque jour des promenades en voiture et à pied et ne ressent aucune douleur. Il ne boîte nullement et ne paraît pas avoir jamais eu quoi que ce soit du côté du bassin.

TRAITEMENT DES FOYERS D'OSTÉITE

La cure radicale des foyers d'ostéite comprend l'*extraction des séquestres*, l'*évidement* et la *résection* des parties malades. Certainement cette méthode n'est pas nouvelle, puisque de tout temps les chirurgiens ont cherché à nettoyer et à détruire les foyers de carie. Mais ce n'est que depuis que l'antisepsie a apporté la sécurité d'intervention qu'on a pu généraliser le grattage, le curage et les opérations partielles dans tous les foyers d'ostéites tuberculeuses. Quoique l'extraction des séquestres et l'évidement n'offre rien de bien spécial pour le traitement des ostéites du bassin, nous croyons néanmoins devoir signaler les particularités dues à la région.

Les séquestres sont en général d'un petit volume et faciles à extraire. On les trouve le plus souvent à la périphérie de l'os iliaque, dans l'angle et la branche descendante du pubis sur la tubérosité de l'ischion, et, comme ils sont formés aux dépens des points épiphysaires, ils sont bien limités et mobiles. Souvent ils sont expulsés par le seul effort de la nature, sans que le malade ait recours à l'intervention chirurgicale.

Observation XVII

(GOUILLOUD, Ouvr. cité, p. 92)

Ostéite de la branche descendante du pubis. — Extraction d'un séquestre. — Guérison.

Pierre-Marie C..., âgé de vingt-quatre ans, cultivateur à Mornant, reçu à l'Hôtel-Dieu de Lyon, le 19 novembre 1882, entre pour un kyste synovial du poignet.

Il présente, en outre, une fistule dans le sillon génito-crural droit, à peu près à égale distance, entre le pubis et l'ischion. Cette fistule date de 1870, et succéda à un abcès développé à cette époque sans cause appréciable. Le malade n'avait pas reçu de coup, n'avait jamais eu d'affection uréthrale. Un stylet, introduit dans la fistule, conduit sur la branche descendante du pubis, où l'on sent un petit séquestre.

Le 4 décembre 1882, on enlève avec des pinces hémostatiques ce petit séquestre qui a le volume d'un pois. Le 5 et le 6, dilatation de la fistule avec la laminaria. Le doigt introduit dans la fistule ne sent plus de point osseux nécrosé. Drain et lint. Le malade part le 12 décembre.

Une lettre du mois de juin nous apprend que sa fistule était complètement fermée quinze jours après sa sortie de l'hôpital.

Observation XVIII

(GOUILLOUD, Ouvr. cité, p. 93)

Ostéite de l'aile gauche du sacrum sur sa face postérieure. — Extraction d'un séquestre. — En voie de guérison.

Marguerite F..., âgée de trente-cinq ans, religieuse, reçue à la salle Saint-Pierre, le 21 mai 1883. Pas d'antécédents héréditaires. En 1877, la malade prit des abcès ganglionnaires au cou, puis des abcès costaux, tous ouverts au bistouri et cicatrisés. Quelques mois plus tard se montrait à la région lombo-sacrée un abcès qui s'ouvrit spontanément et suppura longtemps.

C'est à cette époque que la malade fait remonter son affection. Elle fit, en avril 1880, un premier séjour dans le service. On sentait à cette époque, par la fistule, une dénudation au niveau de l'épine iliaque supérieure, mais pas de séquestre mobile à extraire.

A sa rentrée, le 21 mai 1883, la malade, très nerveuse, se plaint de douleurs vagues qui siégeraient un peu partout, plus spécialement dans les membres inférieurs. Elle présente toujours une fistule à la partie supéro-interne de la fesse droite. La suppuration est peu abondante, et il n'est pas sorti de séquestre.

Cependant l'état général est bon ; la malade ne s'est pas alitée.

23 mai. — Exploration antiseptique au stylet ; des trajets obliques conduisent dans la fesse, mais on n'arrive pas sur le point osseux dénudé.

24. — Fièvre. On ne trouve cependant rien de particulier du côté de la région malade.

26. — Anesthésie. Incision en croix au niveau du trajet fistuleux situé à la partie postéro-supérieure de la région fessière, un peu au-dessous et en dedans de l'épine iliaque antérieure et supérieure. L'exploration au stylet conduit profondément dans la fesse en bas et en dedans. Le doigt, introduit dans le rectum, perçoit difficilement et seulement très haut de l'induration, de l'épaississement. En pressant avec le doigt on fait sourdre un peu de pus par le trajet extérieur.

On incise largement et on transforme en plaie ouverte deux trajets fistuleux qui allaient dans la fesse, l'un, presque transversalement en dehors, l'autre un peu plus bas. Ils sont tous deux tapissés d'une paroi blanchâtre, fongueuse, et viennent évidemment d'un point osseux malade.

On trouve ce point sur la face postérieure de l'aileron du sacrum, à peu près au niveau de la partie intermédiaire aux deux épines iliaques postérieures. Avec le couteau-gouge on agrandit l'orifice osseux et, en explorant la cavité sacrée à laquelle il donne accès, on constate la présence d'un séquestre gros comme une noisette, adhérent, mais non vivant. On l'extrait assez facilement avec une pince. On en enlève deux ou trois autres plus petits. On trouve enfin de petits séquestres erratiques dans les trajets intra-fessiers.

Drainage. Pansement Lister à l'iodoforme.

Les suites de l'opération furent simples. Le tracé de la température indique une chute de un degré le lendemain de l'opération ; la température vespérale tombe de 39°6 à 38°6, et descend encore de quelques dixièmes les jours suivants.

10 juillet. — Depuis longtemps, la malade n'a plus de fièvre.

Les douleurs vives de la hanche ont cessé : le malade accuse seulement une sensation de froid dans le membre inférieur droit et des élancements passagers. Elle peut se lever sans aucune douleur.

L'examen de la poitrine ne révèle aucune lésion pulmonaire.

Nous reproduisons ici, à titre de curiosité, l'observation suivante où l'on voit pratiquer la lithotritie pour l'extraction d'un séquestre du pubis tombé dans la vessie.

Observation XIX

(OLLIER, *Traité des résections*, t. III, p. 929)

Ostéite nécrotique du pubis. — Pénétration du séquestre dans la vessie. — Formation d'un calcul autour de ce séquestre. — Lithotritie. — Guérison.

En 1871, je fus consulté par Mlle G... (de Montélimar), âgée de dix-neuf ans, qui portait une fistule suppurante au niveau de la symphyse pubienne. Le pus était peu abondant, mais augmenté après une longue marche ; jamais il n'était sorti autre chose que du pus. Le stylet, introduit par la fistule, rencontrait un point osseux dénudé, non mobile, situé sur la surface postérieure du pubis ; la surface dénudée pouvait être évaluée à un centimètre carré. Comme la malade n'éprouvait aucune douleur ni aucun symptôme du côté de la vessie et que le séquestre n'était pas mobile, je lui dis qu'on devait ajourner l'opération. Je ne la revis que cinq ans après.

Dans cet intervalle, elle fut opérée à Nîmes ; on enleva un séquestre et la suppuration s'arrêta. Elle avait souffert quelque temps avant d'envies plus fréquentes d'uriner et de douleurs derrière le pubis ; mais jamais une goutte d'urine, ou de liquide clair pouvant ressembler à de l'urine, ne s'était écoulée par la fistule. Au moment de l'opération, ni après, le chirurgien ne remarqua rien qui put lui faire soupçonner une lésion vésicale.

Quelque temps après l'opération, la malade se maria, et bientôt, sans cause appréciable, sans infection blennorrhagique, elle éprouva des symptômes de cystite ; douleurs en urinant, mictions fréquentes ; urine purulente.

Au bout d'un an de souffrances, la malade vint me trouver, et je constatai un calcul de 4 centimètres de diamètre ; calcul phosphatique très facile à broyer. Mais, chose inattendue, je retirai avec le lithotriteur, non sans difficultés, le noyau du calcul, qui n'était autre qu'un fragment de 12 centimètres de long sur 5 de large et autant d'épaisseur !

L'ÉVIDEMENT, méthode employée pour les ostéites en général, s'applique aussi avec tous ses procédés particuliers, abrasion, grattage, curage, etc., aux ostéites du bassin. La profondeur de certaines parties des os du bassin ne rend pas toujours cette méthode praticable, ou du moins ne permet pas d'apprécier toute l'étendue des lésions et par suite empêche la cure radicale : les abcès se reforment et les fistules persistent intarissables.

Observation XX

(Service de M. le professeur Forgue. Recueillie par M. le Dr Cavaillés, chef de clinique)

Ostéite tuberculeuse de l'aileron gauche du sacrum et de la face interne de l'iléum droit. — Abrasion de la région latérale du sacrum. — Ouverture du canal rachidien. — Grattage et curettage des fongosités. — Incision parallèle à l'arcade fémorale. — Désinsertion de la gouttière de Fallope et du fascia transversalis en arrière. — Drainage antérieur et postérieur. — Amélioration.

A.....(Jean), âgé de trente-neuf ans, charretier à Ouveillan (Hérault), est entré le 24 juin 1896 dans le service de M. le professeur Forgue, salle Delpech, n° 6.

Père mort à soixante-treize ans de maladie inconnue ; mère morte à trente-cinq ans de fluxion de poitrine. Deux frères et une sœur bien portants ; quatre autres frères ou sœurs sont décédés à des âges variés.

Comme antécédents morbides : bronchite en 1880, pendant son service militaire, guérie en trois mois et qui n'a pas laissé de trace ; rhumatisme articulaire aigu généralisé à l'âge de dix-neuf ans. Pas d'influenza.

Le début de sa maladie remonte au mois de juin 1895. A cette époque, le malade vit apparaître dans la région de l'aine gauche une tuméfaction indolente qui grossit progressivement et atteignit en deux mois le volume du poing. Ce fut un abcès froid, que le médecin dut inciser en août 1895 ; il en sortit, au dire du malade, 1 litre environ d'un pus verdâtre, épais et grumeleux ; une fois ouvert, cet abcès guérit en un mois, sans aucun pansement. Actuellement on trouve la trace de l'incision opératoire sous forme d'une cicatrice légérement déprimée et à peu près circulaire, siégeant dans le pli inguinal gauche, à 3 centimètres de l'épine iliaque antéro-supérieure.

Mais, presqu'à la même époque, un autre abcès froid se forma dans la région inguinale du côté droit et son évolution fut moins heureuse.

Après une phase d'augmentation de volume progressive, il avait atteint à peu près les dimensions d'une petite tête fœtale, lorsque en avril 1896 la peau rougit, se fendilla et menaça de se rompre. Un médecin dut l'ouvrir. Il en sortit une quantité très considérable de pus grumeleux, et au lieu de se fermer spontanément comme le premier, ce second abcès donna lieu à une fistule persistante.

Pendant toute son évolution, le malade n'avait pas cessé de travailler, sauf quelques courtes interruptions. Mais depuis le second abcès, l'état général s'était altéré, l'appétit était diminué, les forces se perdaient et le malade amaigrissait.

La persistance de la fistule le décida à se faire admettre à l'hôpital.

Il fut opéré pour la première fois le 1er août 1896 par M. le professeur Forgue. On fit une incision dans la région de la fosse iliaque droite, parallèlement à l'arcade crurale. La plaie opératoire guérit assez vite, mais la fistule persista.

L'état général s'aggrava. Le malade s'amaigrit, perdit l'appétit, fut en proie à une fièvre hectique.

Une seconde intervention fut faite en septembre de la même année par M. le professeur agrégé Lapeyre, suppléant M. le professeur Forgue. Il rouvrit la première plaie opératoire, établit un drainage par un drain ressortant à la face antérieure de la cuisse, fit une incision dans la région sacrée, mais la fistule ne fut pas guérie.

Le 4 février, M. Forgue pratique une troisième intervention, l'examen ayant démontré que le bassin était atteint d'ostéite tuberculeuse au niveau du sacrum et des os coxaux.

Incision le long de la crête sacrée ; la face postérieure de la moitié

5

externe du sacrum est dénudée à coups de rugine. On abat à coups de ciseau les deux ou trois apophyses épineuses et l'on est conduit, en suivant les fongosités, à ouvrir à coups de ciseau la portion sacrée du canal rachidien sur une étendue de deux ou trois travers de doigt, à la hauteur de la troisième vertèbre sacrée. Un amas de fongosités remplit le canal médullaire ; on les enlève totalement à la curette. En suivant également le trajet des fongosités, on est conduit à abraser à coups de gouge à main la région latérale du sacrum au-dessus de l'épine iliaque postérieure et inférieure, et à pénétrer dans le bassin par le sommet de la grande échancrure sciatique : pendant qu'un écarteur à longues branches maintient écartés les bords musculaires de cette incision, on curette sous la direction de l'index gauche le foyer fongueux intra-pelvien.

M. le professeur Forgue songe alors à réunir par une anse transcurrente le foyer pelvien gauche au trajet fongueux et fistuleux qui s'ouvre au-dessous de l'arcade fémorale droite.

Rapidement, la paroi abdominale est incisée au niveau de cette arcade, parallèment à elle, sur une longueur de 13 ou 14 centimètres, et on parvient à charger, sur un large écarteur qu'on relève en haut, toute la paroi avec la gouttière de Fallope désinsérée et le *fascia transversalis* en arrière, si bien que l'écarteur a chargé toute la masse intestinale écartée en haut, sans ouverture de la séreuse, grâce au décollement des insertions externes du *fascia iliaca.* On a ainsi largement ouvert le foyer de suppuration, dont on curette les parois, et l'on peut porter le bout du doigt jusqu'à la région du sacrum qui paraît être le point originaire de cette suppuration iliaque.

On nettoie avec des éponges imbibées de chlorure de zinc d'abord, de sublimé ensuite, et on s'arrête quand le lavage paraît complet ; mais on ne peut réussir à faire passer un drain de la région sacrée gauche à la fosse iliaque droite.

On draine avec du gros drain en avant et en arrière.

Les suites opératoires furent simples et sans complications ; la température ne dépassa pas 38°8 les premiers jours et resta normale dans la suite.

Le drainage fut supprimé au dixième jour et les plaies opératoires marchèrent rapidement vers la cicatrisation. Cependant cette cicatrisation n'est pas complète au niveau de la plaie antérieure, un orifice fistuleux, à peu près arrondi et large de 4 millimètres qui donne une sécrétion séro-purulente. La plaie postérieure n'est pas fermée ; entre les deux lèvres cutanées, distantes de 3 à 8 millimètres, suivant les points, existe un tissu de granulation, grisâtre, œdématié. Sous la lèvre gauche est un orifice fistuleux ; il en existe un autre, à bords déchiquetés, dans la rainure interfessière, contre la fesse droite, à 3 centimètres en arrière de l'anus ; un stylet, introduit par cet orifice, s'enfonce jusqu'au sacrum. La région fessière gauche est le siège d'une tuméfaction profonde, dure, au niveau de laquelle la peau est rouge et la pression douloureuse. En déprimant la peau dans cette région, on fait sourdre du liquide puriforme par les orifices pustuleux de la région sacrée.

L'état général est satisfaisant : depuis l'opération, le malade n'a plus de fièvre, l'appétit est bon ; la marche est possible, mais le mouvement de flexion du bassin est gêné.

Observation XXI

(Clinique de M. le professeur TÉDENAT ; observation de M. le Dr REYNÈS)
Ostéite de la crête iliaque gauche

M... J..., 2e soldat, réserviste, vingt-sept ans, boulanger, entré dans la salle Lallemand, n° 10, 4 décembre 1896.

Père mort à soixante et onze ans par accident (noyade).

Mère vivante.

Le malade n'a pas eu de maladies antérieures.

Il y a deux ans, il a commencé à souffrir des reins, et fut traité d'abord comme atteint de lombalgie rhumatismale ; quelque temps après, une grossesse survint vers la partie postérieure de la crête iliaque ; cette grosseur fut incisée le 20 avril 1895 ; il en sortit du pus jaunâtre ; et une fistule se forma.

Le malade entre à l'hôpital pour faire traiter cette fistule, qui laisse s'écouler un pus séreux. Le stylet mène sur la crête qu'on sent ramollie, dénudée.

Opération 17 décembre. Éther narcose.

Incision du trajet au bistouri ; on arrive sur la crête iliaque, ramollie et raréfiée ; la crête seule n'est pas prise ; l'ostéite atteint encore une zone de l'ilion, voisine de la crête. Curettage des portions ramollies, et destruction à la gouge de tous les points malades. Cautérisation au naphtol camphré. Bourrage à la gaze iodoformée ; suture partielle métallique. Pansement antiseptique.

Pas de réaction fébrile.

19 décembre. — Premier pansement ; changement de gaze.

Le pansement est renouvelé tous les deux ou trois jours ; les plaies se comblent peu à peu.

Observation XXII

(Th. de WISARD, 1886, Genève)

(Recueillie dans la clinique de M. le professeur Reverdin)

Mme G..., vingt-neuf ans, excellente santé antérieure, aucune maladie pendant son enfance, pas de maladies osseuses dans la famille, ni tuberculose, ni cancer. — La malade nous raconte avoir été renversée d'un char, il y a une dizaine d'années ; elle était tombée sur la hanche droite, qui l'avait fait souffrir pendant quelques jours ; toutefois elle s'était bien remise de son accident et ne s'en était pas ressentie autrement.

Il y a trois ans, la malade fut prise de douleurs violentes dans le bas ventre et dans la région fessière, douleurs qui la forcèrent de s'aliter et qui furent prises par son médecin pour des douleurs rhumatismales, puis elle se rétablit et reprit ses occupations.

En juillet 1885, de nouvelles douleurs la reprirent et l'obligèrent à consulter un médecin qui diagnostiqua une sciatique et envoya Mme G. aux bains d'Aix.

Arrivée à Aix, la malade alla consulter M. le docteur Berthier qui, en l'examinant, constata au niveau de la fosse iliaque interne, sur le bord de la crête iliaque, la présence d'un gros abcès que la malade vint se faire inciser à Genève au mois d'août 1885.

M. A. Reverdin constata alors une tuméfaction fluctuante et sonore au niveau de la partie postérieure de la crête iliaque.

La jambe était fléchie sur la cuisse, mais sans rotation.

La malade avait rendu du pus dans ses selles ; la présence de gaz dans cet abcès fut constatée le jour suivant.

Cet abcès fut incisé à la clinique particulière de MM. Reverdin le 25 août. Il en sortit un pus fétide et des gaz, mais pas de matières. Cet abcès ouvert ne se referma pas et demeura fistuleux.

La malade rentra chez elle améliorée et sans fièvre. Elle présentait alors des fistules siégeant :

1° Au bord de la crête iliaque ;

2° Au niveau de la fosse iliaque externe.

L'hiver se passa sans incidents ; les fistules, d'apect fongueux, donnaient toujours.

Au mois de mars 1886, à la suite de nouvelles souffrances, il se forma un nouvel abcès au niveau du pli inguinal.

On constatait à ce moment une tuméfaction dure de la fosse iliaque ; au toucher, on remarquait un abaissement du cul-de-sac droit et on déterminait de la douleur à ce niveau.

M. Reverdin engage la malade à entrer à sa clinique ; l'abcès s'ouvre avant son arrivée. A la partie moyenne du pli de l'aine, au-dessus de l'arcade crural, on remarque une ouverture fistuleuse longitudinale de 6 centimètres environ, par laquelle il s'écoule du pus.

Par le stylet, on n'arrive pas sur un os.

La jambe est en demi-flexion sur la cuisse qui est elle-même fléchie sur le bassin ; au toucher, moins de tuméfaction du cul-de-sac.

État général bon ; la malade a conservé ses forces ; pas d'amaigrissement ni de fièvre.

Opération.— Au-dessus de l'arcade de Fallope, en dedans du paquet vasculo-nerveux, on commence l'incision qu'on continue vers l'épine iliaque antérieure et supérieure, le long de la crête et qu'on termine dans la fosse iliaque externe, en arrière, par une courbe à concavité antérieure ; cette incision comprend la peau et le tissu cellulaire sous-cutané. On arrive, couche par couche, par cette incision, sur deux larges trajets cul-de-sac sans issue : l'un plonge directement dans le bassin, en arrière du pubis ; l'autre se dirige en haut et en arrière du côté de la fosse iliaque. Leurs parois sont formées par un tissu fibreux, tapissées de fongosités ; on arrive sur la fosse iliaque qui se trouve simplement dénudée de son périoste. L'os est sain à la partie antérieure et supérieure, mais, à quelques centimètres en arrière, il paraît altéré dans sa substance, spongieux et raréfié ; il se laisse facilement attaquer par le ciseau. On enlève alors, à l'aide de la gouge et du maillet, un fragment de la crête iliaque, long de 6 centimètres et épais de 1 c. 1/2, puis on passe le thermo-cautère dans la plaie osseuse, on râcle tous les trajets fistuleux et on suture la plaie à ses deux extrémités et à sa partie moyenne. On place un drain à la partie antérieure de la plaie, au niveau de l'arcade crurale et deux à la partie postérieure, au niveau de la fosse iliaque externe, puis on procède au pansement. Les parties de la plaie non réunies sont bourrées de gaze iodoformée; on recouvre ensuite toute la surface de la plaie de gaze et de ouate, puis la malade est rapportée dans son lit.

Pansements le 4, le 6 et le 8.

Le 10, on ôte les deux drains postérieurs ; quelque temps après, on enlève le drain rétro-pubien, mais on est bientôt obligé de le replacer pour quelques jours.

Pansements d'abord à l'iodoforme, puis au styrax ; la plaie se comble de granulations de bonne nature. Vers le commencement de mai, la cicatrisation est presque achevée, la fistule postérieure présente seule quelques fongosités.

Cautérisations au thermo-cautère.

La malade quitte la clinique le 8 mai ; on lui ordonne des bains sulfureux ; elle vient se faire panser tous les cinq ou six jours.

Etat actuel (10 juin). — État général très bon. Cuisse encore un peu fléchie. Pas de douleurs.

Des fistules persistent :

1° A l'arcade de Fallope ;

2° A la partie postérieure de l'incision ;

3° Au niveau d'une des anciennes fistules.

Continue à être traitée par les bains sulfureux.

RÉSECTION. — La résection des os du bassin, considérée autrefois comme très dangereuse, a été pratiquée très rarement. La statistique de Heyfelder, publiée en 1862, dans son *Traité des résections* n'en relatait qu'une vingtaine.

Depuis, grâce aux nombreux travaux parus à l'étranger et grâce surtout à l'œuvre magistrale et si personnelle d'Ollier, cette méthode fut formulée avec des règles bien précises et dans un but bien déterminé. Depuis l'intervention chirurgicale, appuyée par l'antisepsie, a été poussée plus loin, et aujourd'hui les diverses résections des os du bassin sont devenues des applications courantes en clinique.

Laissant de côté les détails du mode opératoire et la discussion de l'opportunité des divers procédés, nous nous contenterons seulement de donner un tableau comparatif sur la

fréquence, l'étendue et le mode d'intervention, sur les difficultés et les résultats de l'opération.

Ilium. —Cette portion de l'os iliaque étant la plus accessible, a été réséquée plus souvent que les autres pièces du
bassin. C'est surtout la crête iliaque qui a été le plus fré-
quemment enlevée, et c'est la résection sous-périostée que
M. Ollier pratique habituellement, quoique la reproduction
osseuse dans les ostéites chroniques tuberculeuses soit très
incertaine et se fasse le plus souvent par du tissu fibreux.

Les résections les plus étendues peuvent être faites sur
l'ilium, sans risque de grands dangers; les observations qui
vont suivre en font foi. Les résultats de cette opération se
sont montrés presque toujours très satisfaisants et encoura-
geants; d'autant plus que l'intervention n'est pas d'une exécution très difficile.

Observation XXIII

(Gouilloud, Ouvr. cité)

Résection sous-périostée de l'os iliaque droit. — Régéneration du tissu osseux

Jacques P..., de Ronceno, province de Verceil, scrofuleux, âgé de
quinze ans, fut reçu à l'hôpital de Verceil, dans la salle chirurgicale
placée sous ma direction, le 30 mars 1845, sous le numéro d'ordre général 801, et sous le numéro de lit 140. Le malheureux enfant se présente avec l'extrémité inférieure droite plus longue de quatre doigts
en travers que la gauche. Il avait déjà passé, il y a maintenant sept
ans, plus d'une année à l'hôpital, dans une autre section.

La crête iliaque droite est plus basse que celle de gauche, le trochanter droit est aussi beaucoup plus bas que le gauche. Il y a un sinus antérieur au grand trochanter; la compression faite avec les
doigts, tout autour de l'os ilion et sur lui, donne une sensation distincte d'élasticité. Je jugeai qu'il y avait luxation de l'ilion sur le sacrum. C'est l'os ilion qui a glissé en bas. Le sinus et la compression
font voir que l'os est devenu mou, ce qui est prouvé par l'exploration
faite par le sinus fistuleux qui conduit à l'os.

Le 22 avril, je me déterminai à entreprendre l'extraction de la portion iliaque de l'os innominé.

M. le docteur Gallifanti, chirurgien distingué de l'hôpital, est présent à l'opération. J'introduis une branche de forts ciseaux dans le sinus situé antérieurement au grand trochanter, et je la conduis en haut en incisant d'un seul trait ses parois. Arrivé à l'épine antérieure de l'os iliaque, je porte autour du bord supérieur de l'os l'instrument tranchant jusqu'à l'épine iliaque postérieure. L'incision comprend, non seulement le périoste, mais encore la table externe et une portion de la substance réticulaire de l'os, devenues molles. J'abaisse le grand lambeau cutanéo-périosté ; après quoi j'extrais avec des tenailles en forme de double cueiller, toute la substance de l'os iliaque ; j'évide en dedans le bord antérieur de l'os, en laissant à sa place la substance corticale extrême. Il faut plus de temps pour décrire l'opération que pour la faire ; en procédant toujours avec d'autant plus de lenteur que j'approchai davantage de la face postérieure du périoste vers le péritoine, j'évidai toute la paroi osseuse de l'ilion jusqu'auprès de son articulation avec le sacrum, et jusqu'auprès de la portion qui s'approche de la cavité cotyloïdienne. Les viscères du ventre se mouvant par la respiration comprimaient et poussaient en dehors la face interne du périoste. C'était une chose émouvante, même pour un opérateur de sang-froid. L'énorme cavité périostée, dont on avait évidé une partie si considérable d'os, était formée par le périoste changé en une membrane forte, épaisse et rouge écarlate. Je relevai le lambeau cutanéo-périosté, et le fixai à la place qu'il devait occuper, au moyen de six points de suture entrecoupée, faite avec un ruban. Je plaçai le membre sur un plan incliné ascendant. Il n'y eut pas de réaction. J'enlevai les points de suture le cinquième et le sixième jour. Je ne pratiquai aucune saignée. Il ne survint ni phlegmon ni érysipèle.

Dans les premiers jours la plaie sécrète une humeur jaunâtre albumineuse. Il y eut d'hémorragie ni pendant l'opération ni pendant le traitement. L'énorme cavité se ferma peu à peu.

Le 30 août, le malade quitta le lit et marcha à l'aide de béquilles. Je revis le malade au commencement de l'année 1852. Il rentra à l'hôpital où il resta depuis le 17 février jusqu'au 3 mars 1852, affecté sur le trochanter droit, d'un abcès froid, qui s'ouvrit spontanément par une petite ouverture, et guérit rapidement.

Voici dans quelles conditions je retrouvai le malade à cette époque et les réflexions que me suggéra son état:

La mollesse extrême de l'ilion nécessita l'extraction. On ne pouvait remédier à la triste condition de l'os ilion qu'en le renouvelant, c'est à-dire en provoquant la reproduction ; on ne pouvait cependant élever l'os de nouvelle formation jusqu'au niveau naturel de l'os iléon gauche correspondant. Quand le malade partit de l'hôpital, on sentait qu'à l'os ancien avait succédé un os nouveau ; mais voici quel est son état actuel :

L'os iliaque nouveau a repris en grande partie la forme de l'ancien. Le bord supérieur de l'os nouveau est plus bas de $0^m 02$ que celui de l'os iliaque gauche.

Il y avait déjà abaissement total de l'os avant l'opération, étant causé par l'ancienne luxation de l'ilion avec le sacrum. L'épine iliaque antérieure et supérieure s'incline vers l'épine antérieure et inférieure; ce qui est un effet de la formation irrégulière et déprimée de l'os nouveau. L'os entier incline aussi un peu antérieurement, ce qui, je crois, dépend aussi de l'irrégularité de l'ossification nouvelle.

Le trochanter droit est moins saillant que le gauche, et il est plus bas que ce dernier de $0^m,07$ c., par conséquent le malade a l'extrémité droite plus longue d'une quantité égale à celle que nous venons de nommer.

L'incision cutanéo-périostée fut exécuté tout autour de la crête de l'ilion : maintenant la cicatrice est devenue antérieure, longitudinale et oblique de devant en arrière.

Observation XXIV

(Gouilloud, Ouvr. cité)

Ostéite tuberculeuse du bassin.— Abcès énorme de la cuisse.— Ouverture et évidement.— Ablation d'un volumineux séquestre.— Ostéite tuberculeuse de la septième côte.— Abcès en bissac.— Ouverture et évidement.— Ablation d'un séquestre.— Résection des extrémités correspondantes de la côte.

J... S..., âgée de quarante ans, profession de ménagère, entre à l'hôpital le 30 mai 1882, dans la salle Sainte-Anne, numéro 14 (service de la clinique chirurgicale).

Cette malade a eu six enfants; sa dernière couche remonte à quatre mois, rien du côté de l'hérédité, pas d'antécédents pathologiques graves : elle ne tousse pas et n'a jamais craché du sang.

Au mois d'avril 1881, la malade commence à sentir des douleurs dans le genou gauche, ce qui la faisait boiter. Au bout d'un mois les douleurs se déplacèrent pour se fixer définitivement dans la hanche. Au mois de novembre suivant, il survint une tumeur au niveau des parties latérales et postérieures du thorax du même côté ; enfin, il y a deux mois, une nouvelle tumeur au niveau de la racine de la cuisse, en avant du trochanter du côté gauche. L'état général est assez bon, les règles sont régulières.

Rien du côté de la plèvre, ni des poumons.

1er juin.— On fait avec l'aspirateur une ponction de l'abcès de la cuisse, il s'écoule un tiers de litre de pus. Du côté de l'abcès costal on ne retire qu'un peu de pus mélangé à du sang. Quelques jours plus tard, le pus s'étant réformé au niveau de l'abcès de la cuisse, on endort la malade avec de l'éther et, après avoir pris les précautions requises au point de vue de la désinfection du champ opératoire, on fait une large ouverture à la partie supérieure de la tumeur. Le pus avait suivi la gaîne du muscle fascia lata.

Une fois dans le foyer, on trouve qu'il se prolonge en haut et en arrière du côté de la fesse. On fait une contre-ouverture à ce niveau et, après l'avoir agrandi, on sent directement un séquestre qui occupe la partie antérieure de la grande échancrure ischiatique. Pour l'extraire, on est obligé d'employer le ciseau et la maillet. Ceci fait, on nettoie la cavité séquestrale avec la curette ; puis, revenant à celle de l'abcès, on détruit de la même façon la membrane pyogénique.

Dernière contre-ouverture par en bas, lavages, trois drains, deux plans de suture.

Pansement antiseptique. Il ne se produit que très peu de réaction, l'état général est excellent et la réunion s'opère par première intention.

Au 11 juillet, on procède à l'ouverture de la tumeur des parois costales. Elle a le volume de la moitié d'une orange, la fluctuation y est évidente. Légère douleur à la pression, au niveau de la septième côte, un peu en arrière de la tumeur. On sent à ce niveau une saillie très nette, et, plus en avant, une dépression brusque. En outre, un peu avant d'opérer la malade, on perçoit très distinctement de la crépitation. Anesthésie avec le chloroforme. Précautions ordinaires en ce qui concerne l'état de la peau. Incision de 0^m, 10 c. environ suivant l'axe de la côte qui paraît altérée. On est obligé de couper les fibres du muscles grand dorsal. On lie ou on tord au fur et à mesure les vaisseaux qui donnent.

A l'ouverture de l'abcès, il s'écoule une grande quantité de pus jaunâtre mêlé de masses fongueuses. Avec le doigt introduit dans le fond de la poche, on sent un séquestre mobile ; toutefois il se trouve sur un plan plus profond que celui de la côte. De plus, il ne paraît pas comprendre toute l'épaisseur de la côte dans sa partie postérieure : autrement dit la partie extrême de la côte à ce niveau, persiste et fait saillie en dehors. On cherche à le mobiliser, sans le faire basculer, de peur de blesser la plèvre. On finit par l'extraire et l'on trouve qu'il a près de trois centimètres et demi, en comptant deux petits fragments isolés. Il paraît formé aux dépens de la table interne dans ses deux tiers postérieurs. Comme on serait obligé de faire une contre-ouverture pour empêcher la rétention des liquides, on préfère réséquer la portion saillante de la côte. Incision du périoste sur la partie externe. Décollement méthodique.

Arrivé au point où doit être effectuée la section, débridement en haut et en bas. On poursuit la dénudation à la partie interne et l'on pratique la section avec de petites cisailles. On se serait contenté de cela : mais l'extrémité de l'autre fragment de la côte ne paraît pas intact. Dès lors, on procède de la même façon, mais seulement dans l'étendue d'un centimètre environ.

On fait agir la curette avec précaution sur le fond du foyer et alors on sent très nettement des plaques osseuses de nouvelle formation qu'on se garde bien d'enlever. Revenant à la poche extérieure, on détruit de la même manière la membrane pyogénique. Contre-ouverture en avant. Lavages avec la solution faible. Deux drains. Deux plans de suture. Nouveaux lavages pour s'assurer si les drains fonctionnent bien. Pansement à l'ordinaire, mais en employant une grande quantité de gaze froissée de façon à pouvoir comprimer énergiquement.

12 juillet. — On enlève le pansement pour voir ce qui se passe ; le pansement n'a pas été traversé, grâce à la couche épaisse de gaze froissée ; les drains sont en place, leur lumière est obstruée par des caillots, mais on se garde d'y toucher, car il n'y a pas de rétention ; la température, qui était normale hier, est seulement de 38° ce matin.

13. — La malade a dormi, la température n'a pas monté depuis la veille, et l'état général est satisfaisant.

Observation XXV

(OLLIER, *Traité des résections*, t. III, p. 927)

Ostéite du corps du pubis et de la branche ischio-pubienne à gauche. — Résection sous-périostée de ces portions osseuses. — Reproduction d'une masse osseuse remplaçant la branche ischo-pubienne et complétant le trou obturateur.

Marie P..., vingt-huit ans, entre à l'Hôtel-Dieu de Lyon, le 28 mai 1863. Il y a treize mois environ, elle sentit survenir subitement une douleur très vive, dont elle rapporte le siège à la fosse iliaque gauche. Elle s'alita et garda le repos le plus absolu pendant quelques jours. Peu de temps après, une tuméfaction se montra au niveau de la région ischio-pubienne ; elle s'accompagna bientôt de douleurs vives et persistantes au niveau de la symphyse. La tumeur s'ouvrit spontanément et donna issue à une assez grande quantité de pus. La santé générale s'altéra, les règles disparurent, l'amaigrissement se prononça ; un nouvel abcès se forma et s'ouvrit au dessous du premier. Elle entra une première fois dans le service de notre collègue, le docteur Delore, qui fit l'extraction de quelques petites portions nécrosées.

La malade sortit soulagée, mais les fistules persistant toujours, elle entre, le 18 septembre, dans notre service. Elle est alors dans l'état suivant : elle est très amaigrie, pâle et anémique ; elle est obligée de garder le lit ; la marche est impossible, le membre inférieur gauche est dans une adduction forcée due à la contracture des adducteurs dans les lésions de l'articulation coxo-fémorale ou de la colonne vertébrale.

Deux fistules donnant issue à une assez grande quantité de pus s'ouvrant dans le génito-crural. Ces fistules conduisent sur les branches dénudées du pubis et de l'ischion. Pas de tuméfaction abdominale profonde, perceptible par le palper ou le toucher rectal ; douleur au moment de la miction et de la défécation.

L'opération est pratiquée le 25 septembre. On réunit les trajets fistuleux par une incision qu'on prolonge en haut vers le pubis, dans une étendue de 9 centimètres. Les parties molles écartées et le périoste incisé, on commence à détacher avec la rugine cette membrane à partir de la branche ascendante de l'ischion : cette portion osseuse infiltrée du pus, raréfiée, est complètement retranchée dans une longueur de 2 centimètres et demi : l'ischion, paraissant sain, est laissé intact.

Le stylet, introduit dans la plaie, arrive alors dans la symphyse pubienne ; celle-ci est détruite en partie, pleine de pus et de fongosités.

Le périoste est décollé sur une plus grande étendue, et l'on enlève par fragmentation avec le davier-gouge et la cisaille toute la branche descendante du pubis ; le corps de cet os et même une partie de sa branche horizontale : toutes ces portions sont érodées, mais non nécrosées, et de consistance inégale. Les sections ont été dirigées de telle sorte que, l'opération terminée, la partie externe saine de la branche horizontale du pubis ne tient plus à sa congénère du côté opposé que par un petit point osseux, taillé obliquement de haut en bas et de dedans en dehors.

L'ischion, examiné de nouveau, parut sain. On avait manœuvré tout le temps sous le périoste, ce qui avait permis de ne point s'occuper des lésions des parties voisines. Les fongosités de la symphyse pubienne sont enlevées, ainsi que celles qu'on trouve dans les trajets fistuleux : on cautérise au nitrate d'argent.

Le 26 septembre. — Pouls à 96. Pas de douleurs, ni dans le bassin, ni dans les fosses iliaques. Les jours suivants la fièvre fut modérée ; la plaie fut maintenue ouverte largement pour l'écoulement du pus. On ne détermine pas de douleur en pressant sur les crêtes iliaques et en cherchant à les rapprocher. Douleurs de névralgie obturatrice.

Le 14 octobre. — La plaie a un très bel aspect ; la malade souffre un peu au niveau de la symphyse pubienne : cependant elle peut se lever un moment et faire quelques pas, appuyée sur le bras d'une voisine.

En novembre, la malade se plaint toujours de douleurs sourdes au niveau de l'ischion qui, primitivement, avait paru sain. Plusieurs abcès se forment et s'ouvrent autour de cet os : douleurs névralgiques le long du nerf honteux interne. Malgré toutes ces complications, l'état général de la malade s'améliore cependant ; la marche devient plus facile. Un abcès périrectal s'étant formé et ayant décollé le rectum on incise celui-ci comme dans l'opération ordinaire de la fistule à l'anus, et l'on résèque une portion de l'ischion.

Malgré ces différentes opérations, les douleurs reviennent de temps à autre, tantôt localisées à l'ischion, tantôt s'irradiant dans le membre inférieur ; un instant même on craignit une lésion osseuse au niveau de la grande échancrure sciatique, la malade ayant accusé de vives douleurs le long du membre inférieur.

Le doigt, introduit dans le vagin, sentait déjà à cette époque une masse osseuse reproduite, au niveau de la branche ascendante de l'ischion : mais la suppuration continuait aux deux extrémités de la plaie, au niveau de la symphyse en haut, de l'ischion en bas.

Le 17 octobre 1884, nous faisons une dernière opération : nous incisons tout l'espace compris entre les deux trajets fistuleux persistants de manière à explorer toute la région malade.

Nous fîmes constater à toute l'assistance la reproduction de la branche ascendante de l'ischion. Le tissu osseux reproduit est dur, paraît éburné ; il y a des dimensions à peu près égales en largeur à celles de la portion qu'il remplace, mais il est plus mince. On pénètre jusqu'au niveau de la symphyse, d'où l'on retire un petit séquestre : on sent à ce niveau, en arrière, une membrane épaisse, non osseuse, mais suffisante pour assurer l'union solide du corps des deux pubis, et surtout pour protéger la cavité pelvienne contre la propagation des fusées purulentes.

La branche ascendante de l'ischion régénérée se joint à la branche horizontale du pubis, non pas directement, mais en faisant un angle à sinus ouvert en dedans qui rétrécit nécessairement le trou obturateur. Quant au corps du pubis lui-même, il n'est pas possible d'apprécier son état, confondu qu'il est en avant et en arrière avec des trousseaux fibreux de nouvelle formation. On termine l'opération en ruginant la tubérosité de l'ischion ; on cautérise ensuite légèrement les trajets fistuleux. Pansements avec des mèches qui maintiennent la plaie béante.

Cette opération eut de bons résultats : les douleurs cessèrent, la malade put se lever et marcher une notable partie de la journée.

Le 20 mars 1865. — La malade quitte l'hôpital, marche sans douleurs, en boitant légèrement. La station assise n'est plus douloureuse : le bassin est solide, et la pression même forte, exercée sur les épines iliaques, reste indolente. Persistent seules les fistules formées par la fonte du tissu cellulaire périvaginal et périrectal.

Nous n'avons pas revu cette malade après sa sortie de l'Hôtel-Dieu, mais nous avons appris, quelques années plus tard, qu'elle était complètement guérie. Les fistules périrectales s'étaient taries peu à peu sans une nouvelle intervention.

Pubis et ischion. — La première résection du pubis a été faite par Moyer en 1847. Ollier dit avoir pratiqué plusieurs

fois la résection de l'ischion et de sa branche ascendante pour
des séquestres ou pour des altérations d'ostéite tuberculeuse.

Nous avons vu, à propos de l'anatomie pathologique et des
complications, combien sont sérieuses les lésions de cette
région et quelles graves éventualités peuvent se présenter.
Aussi M. Ollier recommande-t-il une intervention hâtive et
précoce, afin de limiter le mal le, plus possible.

La résection est ici moins aisée que pour l'ilium, la ligne
de conduite plus délicate. Pour plus de sûreté, on peut imiter
la pratique de M. Julliard, et sectionner les tissus compris
entre les fistules par une ligature élastique ; on peut ainsi
arriver sans danger dans ces régions relativement profondes
presque sur le siège du mal et d'une façon parfaitement hémos-
tatique.

Pourtant les résultats sont moins brillants et on arrive
rarement à une guérison complète.

Observation XXVI

(Thèse de WISARD)

(Observation prise dans le service de clinique chirurgicale
de M. le professeur JULLIARD.)

Carie de l'ischion. — Ligature élastique. — Rugination. — Évidement. — Guérison

F... G..., domestique, trente-neuf ans, est entrée à l'hôpital can-
tonal le 14 mars 1881, dans le service de M. le professeur Julliard ;
pas d'antécédents tuberculeux dans sa famille ; pas d'antécédents scrofuleux dans son enfance ; elle n'a jamais eu de maladie de poitrine ;
elle n'est pas sujette aux catarrhes bronchiques.

A l'âge de treize ans, elle est tombée sur le dos, et c'est à cette
chute qu'elle attribue sa maladie actuelle. Cependant elle a pu continuer son travail, ce traumatisme dont elle ne s'est pas ressentie. A
l'âge de vingt-cinq ans, il se forma à la partie inférieure du dos un
gros abcès, qui fut incisé par un médecin. La malade garda trois mois

le lit, l'ouverture étant restée fistuleuse. Le médecin retira alors un séquestre assez volumineux et la fistule se tarit rapidement.

La malade put alors se lever et marcher à l'aide de béquilles.

En 1867, G. a eu sous le sein droit un petit abcès qui fut incisé et qui se guérit par des injections de liqueur de Villate.

En 1872, nouvel abcès à la hanche droite ; cet abcès incisé reste fistuleux ; la fistule se referme plusieurs fois pour se rouvrir ensuite.

La malade n'a jamais boité, et les mouvements de la cuisse n'ont jamais été gênés.

En 1875 et en 1880, elle fait, au bains de la Caille une saison, dont elle n'a pas tiré grand bénéfice. Il y a une année, sa fistule s'est ouverte et en même temps, il s'en est formé une nouvelle à la partie interne et supérieure de la cuisse. Depuis quelques mois, F. G. a maigri, son appétit a diminué, elle est sujette à la constipation.

État actuel. — On remarque à la partie postérieure du grand trochanter du côté droit, la cicatrice d'une fistule. Le grand trochanter n'est ni tuméfié, ni douloureux à la pression. A la partie interne de la cuisse, près du pli génito-crural, se trouve une fistule qui suppure beaucoup, un stylet introduit dans ce trajet se dirige en dehors et en bas à une profondeur de 10 centimètres, mais n'arrive pas sur un os dénudé.

Les mouvements de la cuisse sont normaux, pas de craquement.

Il n'existe nulle part de la douleur à la pression ; la malade ne boîte pas, ne tousse pas ; état général satisfaisant.

Le 16 mars, injection de liqueur de Villate, douleur au sommet de l'injection même trattement le 18 et le 19, l'injection est alors bien supportée ; 26 et 29 mars, 1er et 2 avril, injections de liqueur de Villate ; le liquide, injecté par la fistule antérieure, ressort par la fistule externe qui se trouve en arrière du grand trochanter.

La malade est traitée par la liqueur de Villate ; elle voit sa fistule s'ouvrir et se refermer alternativement jusqu'au mois d'août, où elle est envoyée aux bains d'Aix.

La malade rentre à l'hôpital le 14 novembre 1881.

16 novembre. — Quelques douleurs névralgiques dans la nuque à la région occipitale. Facies et état général bons. L'orifice externe de la fistule est fermé ; il s'écoule par l'orifice interne du pli génito-crural un peu de pus séreux. On pénètre avec le stylet, par cet orifice, jusqu'à une profondeur de 4 centimètres environ, et on a la sensation d'un corps rugueux semblable à une esquille osseuse située à peu de distance de l'orifice fistuleux.

23. — Débridement de l'orifice au bistouri et extraction d'une petite esquille osseuse feuilletée.

25. — Introduction dans le trajet d'une tige de laminaria de petit calibre ; dans la première partie du trajet (3 à 4 centimètres), le laminaria entre très facilement ; pour pénétrer plus avant, on est obligé d'employer une certaine force, sans que la malade en ressente pour cela aucune douleur. On peut ainsi introduire la tige entièrement.

28. — La tige qui a triplé de volume, tombe de la fistule ; celle-ci suppure abondamment : on y introduit un numéro plus gros.

1er décembre et jours suivants. — On continue à dilater le trajet au moyen de tiges de laminaria.

10. — La fistule bien agrandie donne toujours un peu de pus ; nulle part on n'arrive avec le stylet sur l'os à nu ; le stylet du côté externe dans la direction où se trouve l'ancienne fistule de la fesse, est perçu par la main à travers une couche de tissus peu épais. On replace de plus longs laminarias.

27. — Après plusieurs séances de dilatation par les laminarias, le professeur Julliard se décide à opérer le malade.

OPÉRATION. — Ethérisation. On passe à travers la fistule un gros trocart qui vient ressortir à la face externe de la fesse, à l'endroit où se trouvait l'ancien orifice fistuleux ; on passe un fil élastique double et on fait la ligature ; vomissements après l'opération dans le courant de l'après-midi, la malade se plaint de ressentir quelques tiraillements. — 38°.— Nuit tranquille.

28. — Plus de vomissements, la malade souffre moins, pas de fièvre, langue chargée (Hunyadi). — Injection de 0,01 cent de morphine.

28. — Potion à la morphine.

29, 30, 31. — Idem.

4 janvier. — La section par la ligature a beaucoup avancé, un point assez étroit de substance reste encore à sectionner.

On resserre la ligature.

10. — La section est complète ; le fil tombe, dans le fond de la plaie on trouve une petite esquille osseuse.

11. — Nulle part au fond de la plaie, on ne sent l'os à nu, mais sous une mince couche de tissus on sent des rugosités. Incision de ces tissus au bistouri ; cette incision conduit sur l'ischion, on rugine l'os et on enlève au ciseau et au maillet lesdites rugosités jusquà ce que l'on obtienne une surface bien unie.

6

Curage des trajets fistuleux et de la surface de section de la plaie. Lavage à la solution phéniquée forte ; sutures profondes, pas de drain, protective, coton imbibé de phéniqué et coton sec ; vomissements pendant le pansement.

12. — Pansement antiseptique ; beaucoup de pus.

14. — Pansement antiseptique ; on enlève les sutures, la plaie se maintient réunie.

16. — Pansement antiseptique ; état local et général très bons. Le 16 mars la malade quitte l'hopital, la cicatrisation est complète, sauf une petite portion très superficielle.

Dans la profondeur tout est entièrement fermé.

En juillet 1886, M. le professeur Julliard vient de nous donner des nouvelles de sa malade.

A l'heure où nous écrivons, celle-ci est en parfaite santé et ne s'est jamais ressentie de sa maladie.

Sacrum et coccyx. — La résection du sacrum est encore une opération rarement pratiquée et très peu encourageante par ses résultats médiocres. Heyfelder a pu réunir en tout deux cas de résection du sacrum : le premier date du siècle dernier, et est dû à Champeau, qui réséqua une partie du sacrum chez l'un de ses malades, à la suite d'une chute ; la guérison fut obtenue après deux mois de maladie. L'autre cas est dû à Rothmand, mais ce fut plutôt une séquestrotomie qu'une véritable résection.

M. Ollier reconnaît ne pas avoir été très heureux dans les opérations de ce genre ; sur cinq opérés dont il parle dans son *Traité des résections*, il en a perdu trois. Mais chez les tuberculeux, remarque-t-il, on doit redouter particulièrement la multiplication des points d'invasion, attaquant simultanément d'autres pièces du bassin.

L'opération est très simple et d'une exécution facile, ce qui prouve encore que les résultats défavorables tiennent plutôt à l'extrême gravité des ostéites tuberculeuses du sacrum qu'à l'opération elle-même.

La résection du coccyx, au contraire, est une opération très bénigne qui a donné des résultats très satisfaisants entre les mains de Verneuil, d'Ollier, de Simpson, Tripier, etc.

Un accident à redouter est l'ouverture de l'artère sacrée qui donne lieu à d'ennuyeuses hémorragies.

Six cas de résection du coccyx, réunis par Wisard, ont donné six guérisons complètes ; aussi conclut-il que les malades atteints d'ostéite du coccyx ont tout intérêt à se faire opérer.

Observation XXVII

(OLLIER, *Traité de la régénération des os*)

Carie du coccyx. — Ablation de l'os. — Reproduction d'une plaque osseuse

Jeanne B..., âgée de vingt-trois ans, est couchée au n° 189 de la salle Saint-Paul.

Il y sept ans à peu près, la malade, étant en voyage, fut jetée avec violence sur l'angle du banc de sa voiture. Le coup porta sur le périnée et le coccyx ; la douleur, au niveau de cet os, persista pendant huit jours, puis disparut pour revenir au bout de trois mois. A cette époque parut également une tuméfaction de la région qui devint le siège de douleurs intermittentes. Malgré les fondants de toute espèce, la tumeur s'abcéda et s'ouvrit spontanément ; depuis ce jour, l'abcès ne s'est jamais fermé, du pus à toujours coulé en plus ou moins grande abondance, et, en fin de compte, l'état général s'est altéré.

Ajoutons que de nouvelles fistules et de nouveaux décollements s'ajoutèrent successivement aux premiers.

Au commencement du mois de septembre 1861, la malade est dans l'état suivant: la marche ne s'exécute qu'avec la plus grande difficulté ; le décubitus dorsal est impossible, la malade ne peut reposer que couchée sur le côté. La défécation est difficile et douloureuse. On trouve au niveau du coccyx et de la partie postérieure du sacrum, des fistules qui conduisent sur ces os altérés. Décollements cutanés multiples.

Un traitement général exerce une heureuse influence sur la santé ;

la suppuration diminue, la malade reprend quelques forces ; mais la marche reste difficile, la défécation ne s'exécute qu'avec peine, les pressions exercées sur le coccyx sont douloureuses. Le toucher rectal ne permet de reconnaître aucun abcès en avant du sacrum et du coccyx.

OPÉRATION. — Le 9 septembre, on réunit les deux principaux trajets fistuleux par une incision qu'on prolonge en haut et en bas sur une longueur totale de 7 à 8 centimètres, de manière à mettre à nu le coccyx et le tiers inférieur du sacrum. Ces os sont raréfiés, dénudés en quelques points. Avec la sonde-rugine, on dépouille complètement de leur périoste les deux tiers supérieurs de la face postérieure du coccyx ; les ligaments sacro-coccygiens sont laissés adhérents au périoste. On introduit entre l'os et le périoste un élévatoire qui fait éclater le tissu osseux en deux portions ; les deux tiers du coccyx formés par les trois pièces supérieures de cet os sont ainsi enlevés ; le tiers inférieur du sacrum est ruginé avec précaution afin d'éviter l'ouverture du canal sacré. L'articulation sacro-coccygienne existait toujours, mais les trois premières pièces du coccyx étaient presque confondues ensemble. Les suites immédiates de l'opération furent très heureuses, il n'y eut que peu de réaction.

Le 1er octobre, la malade put se coucher sur le dos ; la plaie était réunie dans toute la portion coccygienne ; la portion sacrée suppure plus longtemps, puis finit par se cicatriser complètement.

Le 8 février 1882, état local excellent, les fistules sont complètement fermées ; la marche est facile, la défécation n'est pas douloureuse, et la malade repose sans gêne dans le décubitus dorsal ; depuis huit ans, cette position lui était interdite. En introduisant le doigt dans le rectum, on sent, entre le sacrum et la portion inférieure du coccyx, qu'on avait laissé une petite plaque de consistance osseuse. Cette portion, dont on évalue les dimensions à celles d'une pièce d'un franc environ, plus haute que large, est mobile sur le sacrum ; elle est distincte de la portion terminale du coccyx qui n'a pas été enlevée pendant l'opération.

L'opérée est encore conservée quelque temps dans les salles et sort, définitivement guérie, le 29 février 1862.

Observation XXVIII

(Gouilloud, Ouvr. cité)

Résection du coccyx et de l'extrémité inférieure du sacrum

M. G..., âgé de quarante-neuf ans, a eu depuis l'âge de vingt ans des ostéites multiples successives.

Quand il vint consulter M. Ollier, en 1872, il présentait de nombreuses fistules, au niveau du sacrum, et des cicatrices profondes et adhérentes en divers points de la fesse gauche. Il accusait des troubles de la miction et de la défécation. Cependant, aucune fistule ne s'ouvrait dans le rectum. Les trajets fistuleux conduisaient sur le coccyx et la partie inférieure du sacrum : on sentait l'os dénudé en ces points.

M. Ollier réséqua le coccyx, rugina la partie inférieure du sacrum et en enleva un fragment, évidant avec soin le canal sacré.

Le malade, qui était très affaibli avant l'opération, eut une amélioration très marquée gendant les trois ou quatre mois qui suivirent l'ablation des os malades. A ce moment, de l'albumine se montra dans les urines. La mort survint plus tard.

CONCLUSIONS

Pour terminer un travail comme celui-ci, qui n'a d'autre prétention que d'être un bref exposé de ce qui est acquis aujourd'hui, nous essaierons de formuler les conclusions suivantes :

Les ostéites tuberculeuses du bassin constituent chez l'adulte une affection plus fréquente qu'on ne serait tenté de le croire. Difficile à déceler au commencement, elle est souvent confondue avec d'autres manifestations rhumatismales ou névralgiques.

La plus grande fréquence se voit de vingt-trois à vingt-cinq ans.

L'inflammation a presque toujours pour point de départ les points épiphysaires, ou juxta-épiphysaires.

L'ostéite tuberculeux du bassin est en général grave.

Le siège de la lésion, l'âge, viennent en faire varier la marche et en changer le pronostic. Ainsi les ostéites du sacrum sont les plus graves, et les ostéites des sujets âgés ont presque toujours une terminaison fatale à plus ou moins bref délai.

Tout à fait au début, on n'a guère de moyens pour arrêter la marche de la maladie, et l'on assiste le plus souvent en spectateur impuissant à l'évolution du mal.

Plus tard, des incisions, un bon lavage antiseptique et le drainage suffisent parfois pour détruire le foyer d'infection et tarir le pus.

Mais on ne doit pas continuer longtemps cette pratique, et

le plus souvent il faut intervenir de bonne heure d'une façon plus complète, tant que la lésion est encore limitée aux points épiphysaires.

Quand on est appelé à intervenir tardivement, alors que la tuberculose a envahi de grandes portions osseuses ; dans ce cas l'intervention doit être large, car une intervention insuffisante est plutôt dangereuse qu'utile.

Si la question de terrain est à considérer en matière chirurgicale, c'est surtout avec la tuberculose qu'elle prend une importance capitale que l'opérateur ne perdra pas de vue.

Enfin, s'il n'est pas toujours facile à la chirurgie d'apprécier exactement les limites du mal et de guérir d'une façon radicale les foyers d'infection, elle améliore très notablement l'état du malade et prolonge sa vie en la rendant plus supportable.

BIBLIOGRAPHIE

BAYLE. — Œuvres, 1697-1734.

BOUCHER. — Bull. de l'Acad. roy. de chirurgie, 1779.

MAUNÉ. — Traité élémentaire des maladies des os, 1789.

BAILLIE. — The morbide anatomy, 1793 ; traduit par Ferral, 1803.

BOYER. — Traité des maladies réputées chirurgicales, 1816.

DELPECH. — Traité des maladies chirurgicales, t. III, 1816.

BÉRARD. — Dictionnaire en 30 volumes. Article Bassin, 1833.

NICHET. — Gaz. méd., 1835.

NÉLATON. — Affections tubercul. des os. (Th. de Paris, 1837).

RIED. — Résection des os (Annales de la chirurgie française et étran-
    gère, 1843).

BUSCH. — Gnusburg Zeitsch., Breslau, 1857.

HEYFELDER (O.). — Traité des résections (Trad. Bœckel, Strasbourg,
    1863).

OLLIER. — Traité de la régénération des os. 1867.

DELAUS. — De la sacro-coxalgie (Th. d'agrég., Paris. 1872).

POZZI. — Des fistules de l'espace pelvi-rectal supérieur (Th. Paris,
    1873).

FOURESTIÉ. — Traitement des abcès ossifluents (Th. Paris, 1876).

DESPRÈS. — Leçons cliniques, 1877.

PLAYFAIRE. — Carie of the pelvie boues following delivery. London,
    1877.

MICHEL. — Carie de l'os iliaque droit (Archives médicales Belges,
    1880).

ROSE (W.).— Necrose of the left ischion. (Britsh med. Journ., London,
    1881).

LANNELONGUE. — Abcès froids et tuberculose osseuse, 1881.

ZWICK. — Charité Annalen. Caries ossisilei, 1882.

WEISS. — Trépanation de l'os iliaque (Th. Paris, 1881).

TRÉLAT. — Journ. des connaiss. méd. prat., 1882.

Ollier. — Des résections et des amputations chez les tuberculeux (Lyon médical, 1883).

Kiener et Poulet. — Archives de physiologie, 1883.

Gouilloud. — Des ostéites du bassin (Th. Lyon, 1883).

Terrillon. — Semaine médicale, 1884.

Kœnig. — Die tuberculose der Knochen Gelenke, 1884.

Cazin, Bouilly, Pozzi, etc. — Traitement des abcès ossifluents. (Premier congrès français de chirurgie, Paris, 1885).

Wisard. — Étude des caries extra-articulaires du bassin. Genève, 1886.

Condomine. — Trépanation du bassin (Th. Paris, 1886).

Terrillon. — Bulletin de la Soc. de chir., 1880.

Reboul. — Traitement de la tuberculose des os par le naphtol camphré (Th. Paris, 1890).

Ollier. — Traité des résections, 1891.

Gangolphe. — Malad. infect. et parasit. des os. Paris. 1894.

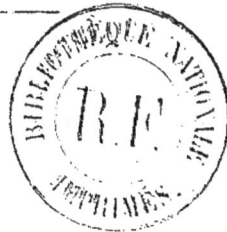

Vu et permis d'imprimer :

Montpellier, le 29 avril 1897.

Le Recteur,

J. GÉRARD.

Vu et approuvé :

Montpellier, le 29 avril 1897.

Le Doyen,

MAIRET.

SERMENT

—

En présence des Maîtres de cette Ecole, de mes chers condisciples et devant l'effigie d'Hippocrate, je promets et je jure, au nom de l'Être suprême, d'être fidèle aux lois de l'honneur et de la probité dans l'exercice de la médecine. Je donnerai mes soins gratuits à l'indigent, et n'exigerai jamais un salaire au-dessus de mon travail. Admis dans intérieur des maisons, mes yeux ne verront pas ce qui, s'y passe, ma langue taira les secrets qui me seront confiés et mon état ne servira pas à corrompre les mœurs ni à favoriser le crime. Respectueux et reconnaissant envers mes Maîtres, je rendrai à leurs enfants l'instruction que j'ai reçue de leurs pères.

Que les hommes m'accordent leur estime, si je suis fidèle à mes promesses! Que je sois couvert d'opprobre et méprisé de mes confrères, si j'y manque!